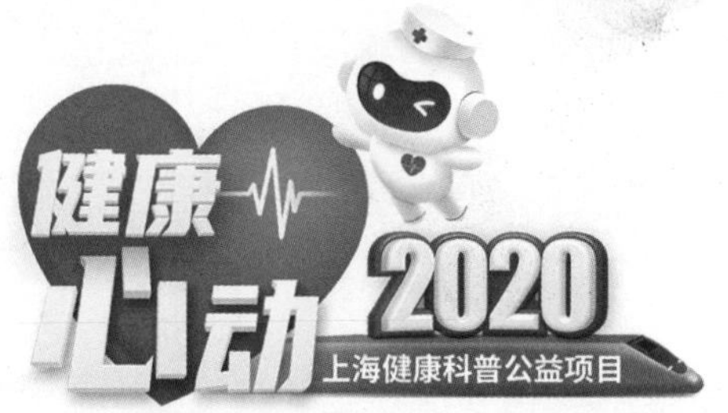

健康小红书

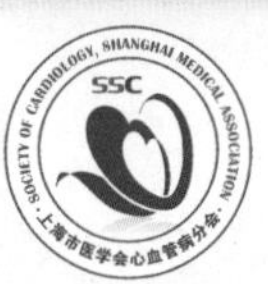

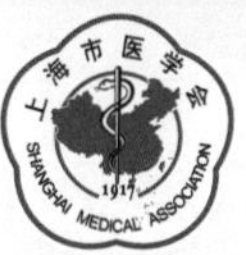

健康心动 你问我答

上海市医学会 组编

钱菊英 主编

复旦大学出版社

健康心动·你问我答

编委会

序

随着社会快速发展，快节奏的生活和工作方式、不良的生活习惯、自然生活环境的变化等，导致亚健康状态人数增多，中青年过劳死、猝死的发生率也越来越高。《中国心血管病报告2018》指出，我国心血管病现患人数为2.9亿，死亡率居首位，占居民疾病死亡构成的40%以上。心血管病危险因素如高血压患病率年轻化、血脂异常患病率增加、吸烟人数增加等已成为重大公共卫生问题，对其防治刻不容缓。其根本原因还是医疗预防工作没有跟上，而预防工作的首要任务就是加强全民的医学科普教育。

医学科普教育是将医学科学知识、防病治病方法、医学保健措施和健康理念，通过多种手段和途径传播给公众，提高全民健康意识，提升健康素养，倡导健康生活。积极开展全民医学科普教育与健康促进知识宣传，把疾病预防、养生保健等知识传播给大众，能有效预防和控制疾病的发生，提高人们在突发公共卫生事件中的应急知识和应急处置能力，对于提升国民健康素养、推进健康中国建设具有重要意义。

近些年来，随着新媒体的发展，医学普及也有了更丰富灵活的方式，受众面更广，无论是充斥荧屏的“养生热”，还是手机终端漫天的“医学科普”，都反映出民众健康意识的觉醒。然而，面对良莠不齐的海量信息，普通民众有时难以分辨。更有甚者，一些打着医学科普旗号的“伪科学”大行其道，严重误导了民众。这种状况，一方面说明民众健康素养水平有待提高；另一方面则暴露出我国医学科普的“短板”。如何通过医学科普教育来提高全民健康素养已成为医疗卫生部门及全社会亟待解决的重要课题。

普及正确科学的医学知识，提升大众对常见病、多发病的预防保健意识，改善不健康的行为习惯是医务工作者的使命。除了治病救人，将健康科普宣教列为日常工作的一部分是非常有必要的。唯有对疾病早预防、早诊断、早治疗，才能建立健康导向型的疾病预防模式。

上海市医学会有着百年历史，始终以促进医学科技发展、医学知识普及为己任，一直以来坚持科普惠民的理念，致力拓展深化科普工作，努力让专业知识深入浅出的走向大众。大众不但需要让人心安的诊疗服务，同时还需要对疾病有初步的了解；不但需要克服面对心血管病时由于陌生而产生的恐惧，还渴望知晓常规治疗方法以及先进的手段。另外，鉴于现代医学已经进入到生物－心理－社会模式，患者和家属不但需要与医生一起面对疾病本身同时更需要人文关怀。做好医学科普并非易事，医学科普目前存在的最大问题是如何“接地气”。医务人员做科普时，有时很难逃脱专业思维和诊疗护理流程，习惯使用大量专业术语，采取专业讲课和宣教模式。这让科普知识的传播者和受众双方都很累，医生“上课”上得很辛苦，老百姓却听不懂。长此以往，不仅科普工作无法取得预期成效,还会让医患双方都产生挫败感。好的医学科普文章，应当准确、专业、独到，同时能让人愿意读、喜欢读、热爱读，这样才会记得住，才愿意遵循实施，才能取得实际成效。

本书集结了上海市医学会心血管病分会各位青年专家委员的心血，采取了框架式疾病一级目录、分类提问二级目录，以一问一答的方式，将医学知识与医务人员和患者的常见问题进行提炼总结，融入感情设置了卡通的哈特博士和患者老王，以生动活泼的形式将内容呈现给大众，就像在跟身边的朋友娓娓叙述每日家常，解决人们对一些常见疾病的困惑，告诉大众，不是拿“听别人说”作为标准，而是应该用“听医生说”作为标准。

书中的二维码，扫码即可观看对应知识的科普视频，更加直观易懂。这种新颖生动的科普形式，既能帮助读者了解心血管知识、推动心血管病的预防和治疗，而且有助于大众从侧面了解医务工作者的诊疗思考，有助于增进和谐的医患关系，也可以作为百科全书，如果遇到问题，可以及时翻阅解惑。

对很多人来说，心血管病疑难、复杂、危险。但实际上，大部分心血管病是可防可治的。希望本书能对人们解惑常见的心血管病有所帮助。这本科普书定不是枯燥和理论化的，而是可以让人们在不知不觉中领略医学魅力。

中国科学院　院士
上海市医学会　副会长
上海市心血管病研究所　所长
复旦大学附属中山医院　心内科主任

目　录

第一篇　高血压篇

第一章　高血压的定义和诊断

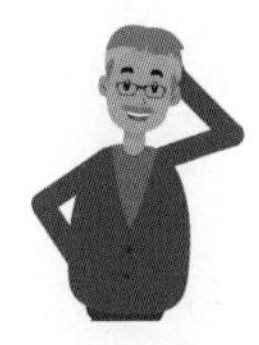

老王：什么是高血压？

高血压科普小视频

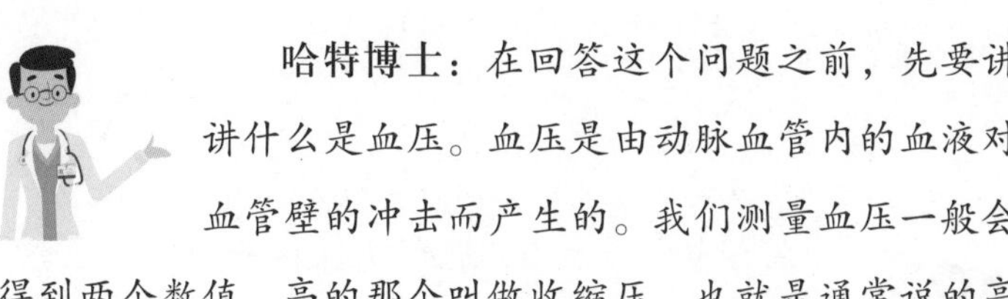

哈特博士：在回答这个问题之前，先要讲讲什么是血压。血压是由动脉血管内的血液对血管壁的冲击而产生的。我们测量血压一般会得到两个数值，高的那个叫做收缩压，也就是通常说的高压，是指心脏收缩时的血压最高值；低的那个叫做舒张压，也就是通常说的低压，是心脏舒张时的血压最低值。正常成人的收缩压一般不超过 140 毫米汞柱，舒张压则在 90 毫米汞柱以下。所以，当收缩压≥ 140 毫米汞柱和（或）舒张压≥ 90 毫米汞柱就是高血压了。

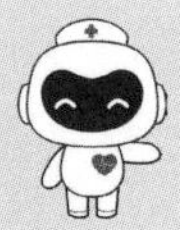

东方宝宝：高血压是指收缩压≥ 140 毫米汞柱和（或）舒张压≥ 90 毫米汞柱。

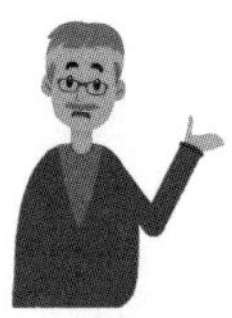

老王：患高血压的人是不是很多？

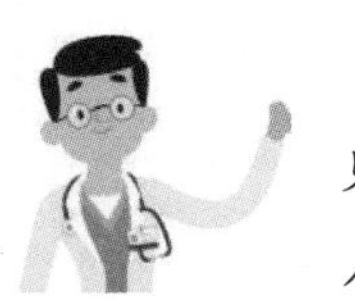

哈特博士：对的。高血压可以说是最常见的慢性病了，大概每 4 ～ 5 个人里就有一个人会患高血压，而高血压也是各种心脑血管疾病最主要的危险因素。所以，尽管高血压是个常见病，但我们仍然需要予以高度关注，积极治疗。

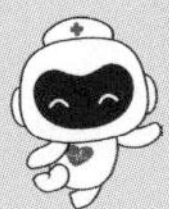

东方宝宝：高血压很常见，但长期高血压会影响其他器官功能，不能掉以轻心哦！

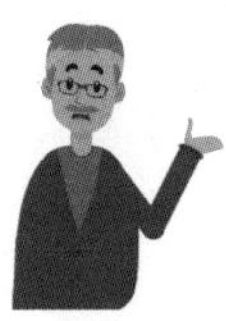

老王：原发性高血压和继发性高血压有什么区别？

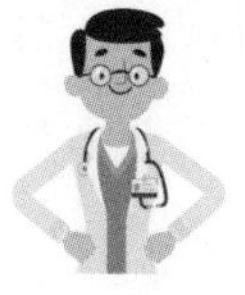

哈特博士：原发性高血压是指那些没有所谓的病因，发病机制并不明确的高血压，通常与遗传、肥胖、精神紧张、压力过大等关系密切。因为病因不明，往往需要长期服药。而继发性高血压，就是病因明确的高血压，当查出病因并有效去除或控制病因后，作为继发表现的高血压可以被治愈或明显缓解。

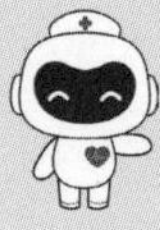

东方宝宝：年轻的高血压患者尤其要警惕罹患继发性高血压。

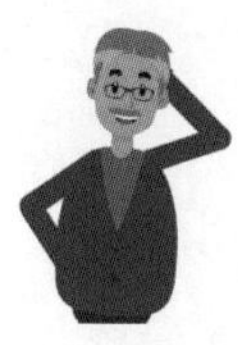

老王：引起继发性高血压的病因有哪些？

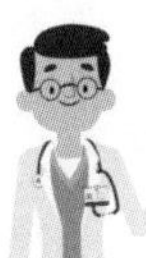

哈特博士：引起继发性高血压的病因很多，最常见的包括：肾脏疾病、肾血管疾病、肾上腺疾病、垂体疾病及主动脉缩窄等疾病。另外，还有一种常见却又容易被忽视的疾病——阻塞性睡眠呼吸暂停低通气综合征，也是顽固性高血压的重要原因之一。假如家里人抱怨说你晚上打鼾，打鼾声音不规则，或者打鼾的间歇会停止呼吸好久，又或者身边的人总是想把你“踹醒”，看看你是不是还有“气”，你就得警惕这种疾病了。

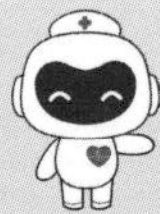

东方宝宝：育龄期女性和肿瘤化疗的患者，要注意激素、避孕药和某些化疗药物引起的血压升高。

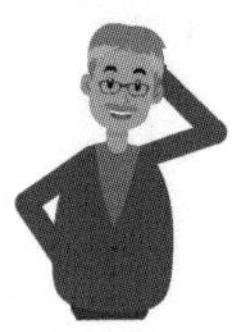

老王：引起原发性高血压的原因有哪些？

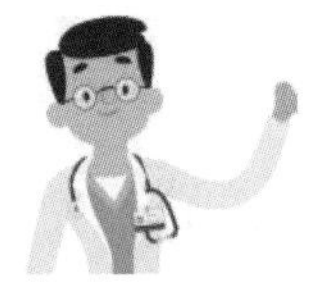

哈特博士：原发性高血压是没有明确病因的，通常由遗传因素和环境因素等共同作用而导致。父母均患高血压者，其子女患高血压概率高达45%；相反，双亲血压均正常者，其子女患高血压的概率仅为3%。除遗传因素外，还有许多其他的原因可以导致高血压。比如，高盐高钠饮食（爱吃咸的、辣的和腌制品都可能引起高血压）、暴饮暴食导致超重和肥胖、过量饮酒、精神紧张、吸烟、血脂异常及糖尿病等，都是高血压的易患因素。

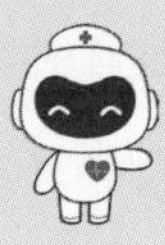

东方宝宝：很多不良的生活习惯都是导致高血压的原因。

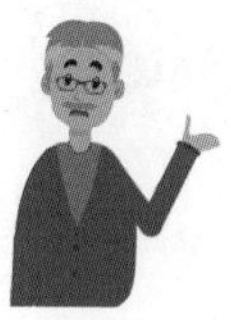

老王：什么是诊室血压？什么是家庭自测血压？什么又是动态血压？

哈特博士：诊室血压，指的是患者在医疗机构，由医务人员使用血压计测量得到的血压。

家庭自测血压，是指患者在家使用血压计测量得到的血压。它最主要的优势是，可以在医院外获取大量的血压测量数值，并且不会受到医院环境及白大衣等因素的影响，这些数值可能更接近真实血压值。动态血压是使用动态血压记录仪测定 24 小时所得到的血压，可以反映 24 小时平均血压和昼夜血压变化的过程。动态血压监测主要用于诊断白大衣性的高血压、隐匿性高血压和单纯夜间高血压；同时还可以评估降压疗效，特别是全时间段（包括清晨、睡眠期间）的血压控制情况。

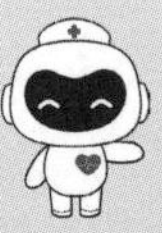

东方宝宝：24 小时测量，并不是一刻不停连续监测的，一般白天每 20 分钟测量一次，夜间睡觉后每半小时测量一次，所以是不会影响正常工作和生活的。当然，在测量动态血压当天，尽量不要从事重体力劳动或剧烈活动，特别是绑着袖带的这条胳膊，否则是会影响测量结果的。

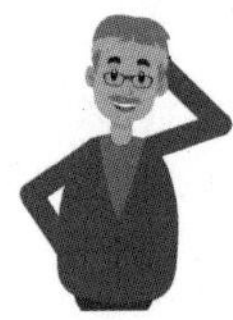

老王：正常人的血压会有昼夜变化规律吗？

哈特博士：是的。正常人的血压不是每时每刻一成不变的，总体呈现血压昼高夜低的节律变化及生理波动的规律变化（运动时会明显升高，而休息时则会明显下降）。由于动态血压监测技术的临床应用，人们对血压昼夜变化节律及生理波动规律有了基本的认识，即 24 小时内血压有两个高峰和两个低谷时间，这在正常血压者已得到证实，并且普遍存在的。

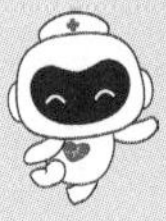

东方宝宝：正常人一天当中血压都是在变化的，而且正常情况下会有两个高峰和两个低谷时间。

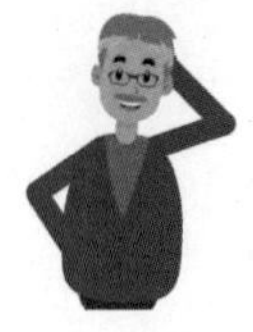

老王：高血压患者的血压昼夜变化是怎样的？

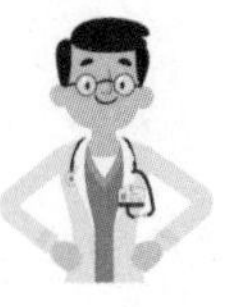

哈特博士：刚才我们说正常人24小时血压存在双峰双谷时间。那么，高血压患者的血压昼夜变化规律就要复杂很多了。有的患者午后至傍晚这段时间内的血压较高；而另一部分患者，上午血压就可能很高，甚至比午后的血压还高。此外，血压在一日内变动的程度，可能与高血压的严重程度有关。有资料显示，重度高血压患者24小时血压波动较小，夜间睡眠后血压下降也不明显。相反，轻度高血压患者血压波动程度较大，夜间睡着后血压下降率较大。另外，有并发症的高血压患者，随着病情加重及血管壁的结构改变，会出现血压昼夜节律紊乱等状况。

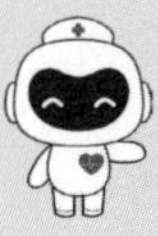

东方宝宝：高血压患者正常的双峰双谷时间逐渐消失，24小时节律越紊乱，提示病情越严重。

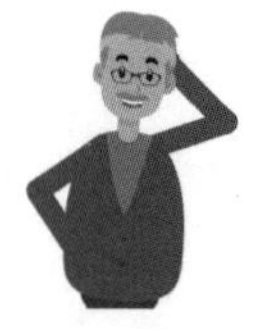

老王：血压到多少了算严重？

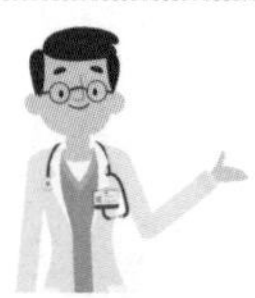

哈特博士：高血压严重程度可以用以下表格表示。

分类	收缩压 /mmHg		舒张压 /mmHg
正常血压	< 120	和	< 80
正常高值	120 ~ 139	和（或）	80 ~ 90
高血压	≥ 140	和（或）	≥ 90
1 级高血压	140 ~ 159	和（或）	90 ~ 99
2 级高血压	160 ~ 179	和（或）	100 ~ 109
3 级高血压	≥ 180	和（或）	≥ 110

另外，还有单纯收缩性高血压（仅收缩压升高，舒张压正常）和单纯舒张性高血压（仅舒张压升高，但收缩压正常）的情况。

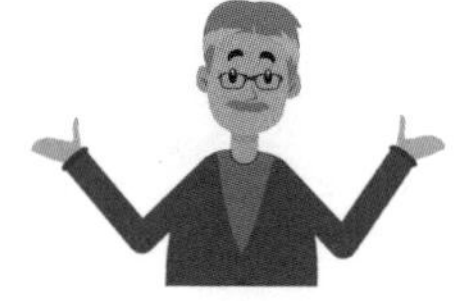

老王：为什么冬天血压会升高、夏天血压会降低？

哈特博士：一般情况下，夏季外界环境炎热，皮肤血管就会扩张，血管内的血流增加，就把大血管里的血分流出去了，血压就会降低。就好比大河的支流多了，河道内的水位就会下降，两岸河堤承受的压力也就小了。另外，天热的时候，大血管本身也会扩张，同样量的血液对它的压力就小了。再就是由于夏天出汗多，血容量就会下降，也会导致血压轻度降低。就像旱季，河道内水位下降，河堤压力也是会减小的。因此，夏季血压是会稍微降低一些的。而冬天则相反，外界环境温度低，皮肤血管收缩，回到心脏的血流就增多，对血管的压力也增加；而大血管本身也会因为寒冷刺激而收缩，相同量的血流对血管造成的压力就会增大。因此，冬季血压就会比夏季高一些。

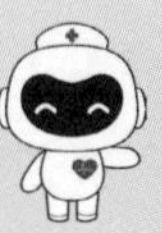

东方宝宝：这个道理和“热胀冷缩”有点相似。

第二章　高血压的危害

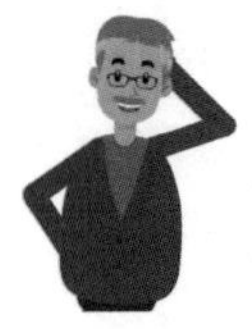

老王：高血压患者有哪些症状？

哈特博士：高血压通常没有特别的症状，少数人可能有头晕、头痛、眼花、耳鸣、失眠、乏力、心悸及记忆力减退等症状。相当一部分人出现严重并发症（心脏、肾脏、脑、眼睛损伤等）时，才知道自己患有高血压。所以，这个时候，高血压会变得非常危险，可能就成为“无声的杀手”。

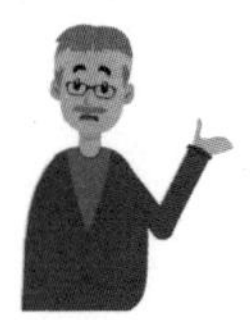

老王：高血压对心脏有哪些损害，出现心脏损伤后有哪些症状？

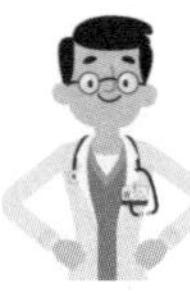

哈特博士：高血压对心脏的损害是很大的，严重的时候可能会导致死亡。首先，当血压升高后，心脏要花更大的力气才能把血“泵”出

到血管里，增加了心脏的负荷。心脏为了把血泵出去，必须让自己的力量变大，就得把“肌肉（心肌）”练得更厚实，长此以往就会出现心肌肥厚。如果心肌肥厚了还不足以把血泵出去，心脏就会慢慢变大，最终出现心力衰竭。当出现心力衰竭后，患者会出现乏力、活动后气促、夜间阵发性呼吸困难、不能平卧、咳嗽、少尿及水肿等症状。此外，长期高血压导致的左心室肥厚，还会进一步影响心房发生结构变化，更容易发生心房颤动、心律失常，极少数人甚至会猝死。另一方面，高血压会导致血管内皮损伤，促进动脉粥样硬化的发生和发展，进而冠心病发病的风险也会随之增高。

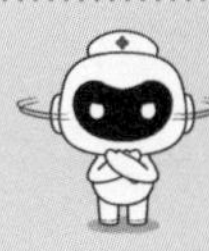

东方宝宝：高血压可导致心力衰竭、心房颤动、冠心病，高血压导致的心脏损害还不少呢！

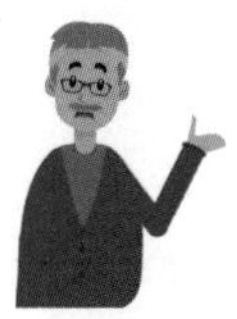

老王：高血压对脑有哪些损害，会引起哪些症状？

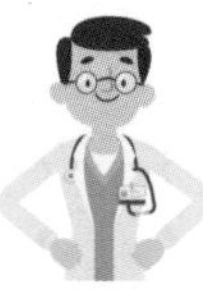

哈特博士： 长期血压过高，超过了脑血管的代偿能力，会导致脑血管扩张，颅内压力升高，这时就会出现头晕头痛、恶心呕吐、意识障碍，严重的甚至可以危及生命。长期高血压还可使脑血管结构受损，容易形成微动脉瘤。当血压波动过大，动脉瘤不能承受巨大的压力而破裂，就会发生脑出血，导致偏瘫、昏迷，甚至猝死。另外，高血压所导致的内皮损伤也会发生在颈动脉和脑动脉，形成颈动脉斑块或者脑动脉粥样硬化，当斑块破裂就可以形成血栓，引发脑卒中，也就是俗称的“中风”。

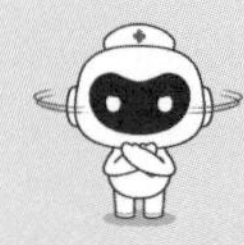

东方宝宝： 大多数的脑卒中都和高血压有关系。

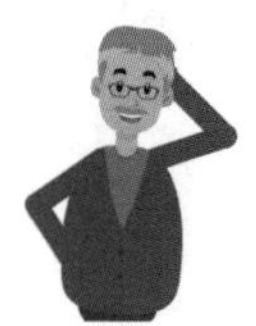

老王： 高血压对肾脏有哪些损害，会引起哪些症状？

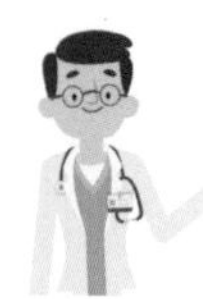

哈特博士： 一方面，高血压可以使肾脏血管内血液压力增高，导致蛋白漏至尿液里，对肾脏的滤网系统造成破坏。另一方面，长期持

续高血压可以造成肾纤维化、肾脏萎缩，以及肾动脉硬化和肾动脉狭窄。时间久了，肾脏结构的破坏难以逆转，就会逐渐出现肾功能不全。而肾脏的损坏，反过来又会加重血压的升高，两者互相影响，相互危害，最终可导致肾衰竭，表现为血液中肌酐和尿素氮水平升高。

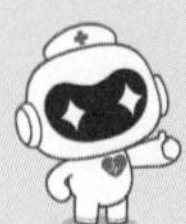

东方宝宝： 如果早期控制好血压，就能打破这种恶性循环，既能护心，又能保肾。

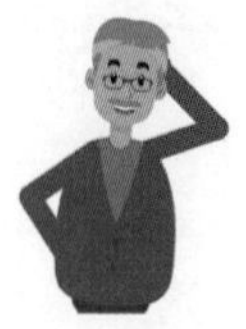

老王： 高血压对眼有哪些损害，会引起哪些症状？

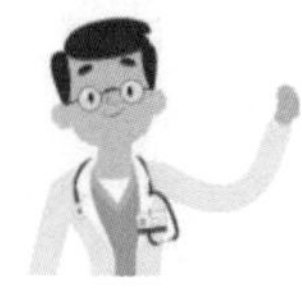

哈特博士： 高血压可导致眼底感受光线的视网膜小动脉发生痉挛，随着病程进展出现动脉血管硬化改变，可引起眼底动脉血栓而失明；若血压急剧升高可引起视网膜出血，导致失明。这也是高血压较为熟知的危害之一。

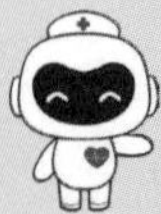

东方宝宝：检查眼底动脉的状况也是早期发现高血压所导致靶器官损伤的重要方法。

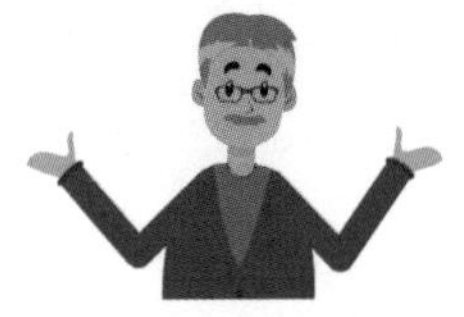

老王：高血压会影响睡眠吗？

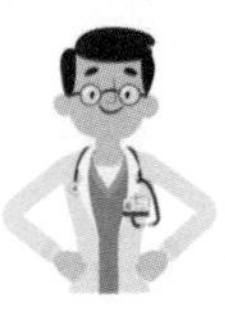

哈特博士：高血压会影响睡眠，而睡眠不好又可加重高血压。高血压患者多为A型性格的人，易激动、易怒、多愁善感、容易出现失眠。血压升高后会出现头胀、头痛，使患者难以入睡，睡不深，易醒等。另外，有些降血压药物带来的不良反应，也会影响睡眠。比如，有些高血压患者服用钙离子拮抗剂（★★地平）可出现头胀痛，而影响睡眠；有些患者服用血管紧张素转换酶抑制剂（★★普利），可引起夜间咳嗽，也可影响睡眠。

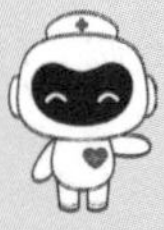

东方宝宝：心情好，睡眠好，规律服药，血压自然好。服药后出现头胀痛、干咳，影响睡眠，可以找医生调整药物。

第三章　高血压的治疗

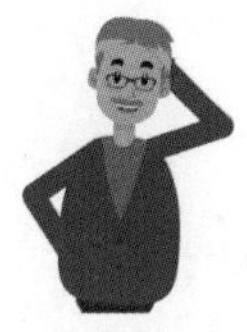

老王：高血压患者为什么不能吃得太咸？

哈特博士：高血压患者应限盐，其实准确地讲应该是限钠，因为食盐的主要成分是氯化钠。吃盐过多会使钠和水潴留，细胞间液和血容量增加，这样回到心脏的血量增多，心脏泵出去的血也增加，这样对血管的压力就增高了，血压也就升高了。久之，容易导致心脏肥大、心力衰竭等疾病，还增加动脉硬化的风险。

钠的摄入量与血压水平和高血压的患病率呈正相关，减少钠盐摄入可有效降低血压，并预防高血压的发生。那么一天吃多少盐是合适的呢？一天摄入＜6克的盐是比较合适的，相当于一个啤酒瓶盖子的容量。

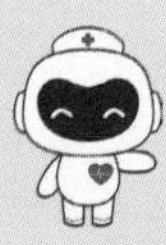

东方宝宝：请记住：每日食盐量控制在6克以下。

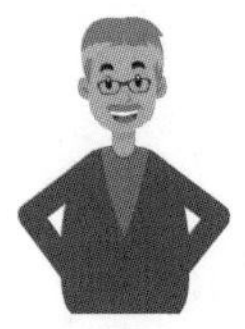

老王：高血压患者可否喝酒？

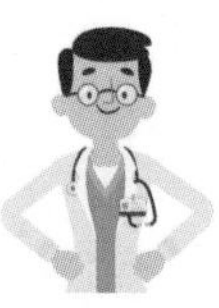

哈特博士：每一位喝过酒的患者都会有这样的体会，喝酒让人兴奋，可使心跳加速，好像小鹿踹怀，这其实就是交感兴奋的表现。交感神经兴奋带来的不止有心跳加快，还会使血压快速升高，这就很容易诱发心脑血管急症了。此外，不加节制的长期饮酒，会使原来的高血压“雪上加霜”，会进一步加重高血压的情况。不仅如此，喝酒还会影响降血压药物的功效，让血压超出控制。

因此，建议高血压患者尽可能不要饮酒。饮酒要控制量，不超过半两白酒、半杯红酒或者半瓶啤酒。

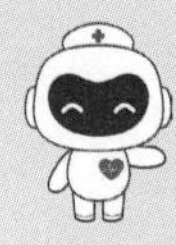

东方宝宝: 高血压患者饮酒请记住这三个“半”。

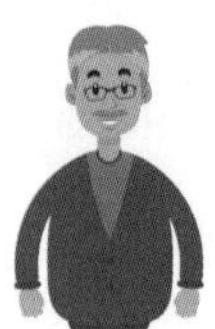

老王：哪些食物有利于降低血压？

哈特博士：降压的食物很多，常见的有芹菜、洋葱、菠菜、芦笋、山药及土豆等，都有降血压作用。一般来说，含钾、镁、钙元素高的食物有利于降血压。当然，有一点要提醒大家，只有临界高血压或者1级高血压的患者，可以考虑暂时不服降压药物，通过调整生活方式来控制血压。如果你已经明确是2级或3级高血压，调整生活方式只是基础，需要长期服用降压药物，千万不要盲目停药食补！

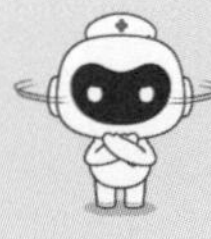

东方宝宝：严重的高血压病患者靠吃某种食物降压是不适宜的。

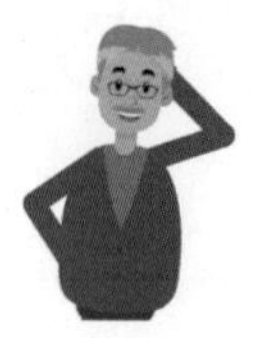

老王：高血压病患者如何运动？（运动强度、频度及运动方式）

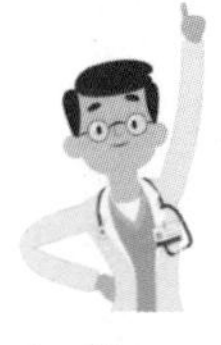

哈特博士：高血压病患者运动类型选择要以有氧运动为主，应该选择那些全身性的、有节奏的、容易放松的项目。比如，步行、慢跑、打太极拳、游泳等运动都是适合高血压病患者的。要避免在运动中做推、拉、举之类力量练习或憋气练习，要从小运动量开始。如果身体情况允许，逐渐增加到中等强度运动，千万不要骤然增加运动量，突然做高强度运动。运动后以不发生头晕、心慌气短，没有明显疲劳感为度。另外，运动前要做好充分的热身运动，运动后要做好舒展恢复工作。

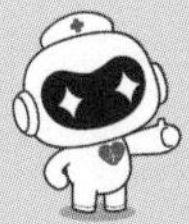

东方宝宝：运动要坚持，三天打鱼两天晒网是不可取的。每周运动 5 次以上，每次锻炼超过半个小时，最好是运动半小时到一个小时左右。

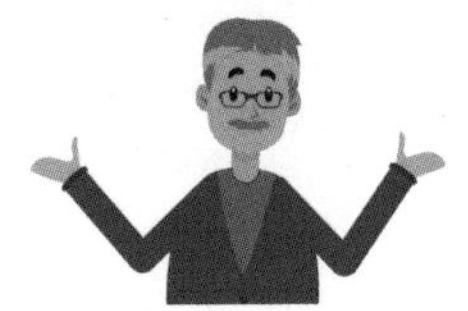

老王：中医降血压有什么方法?

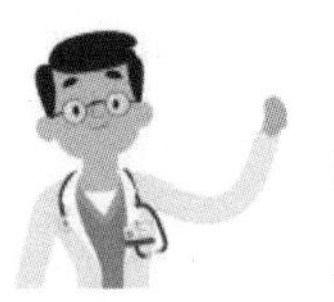

哈特博士：中医对于降压还是有很多方法的。以中医经络学说为理论依据的穴位进行敷贴，将特定的药物贴敷于穴位上，通过穴位的刺激作用和特定部位的药物吸收作用来达到治疗目的；以经络腧穴理论为基础的穴位按摩，以按摩为主要方式，激发人的经络之气，以通经活络、调整功能、祛邪扶

正防病治病；用相应药物制成枕头，激发经气，疏通经络，调整气血，促使阴阳平衡；通过足浴疗法，使中药的有效成分经皮肤、汗腺、毛孔吸收，渗透体内，改善动脉血管壁弹性，解除细小动脉痉挛，使血管扩张、外周阻力下降，进而降低血压等。

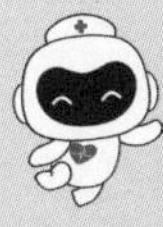

东方宝宝：中医治疗高血压并不能完全替代药物治疗。另外，一定要去正规的医院，在专业医生的指导下治疗。

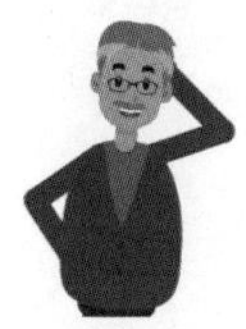

老王：是不是得了高血压马上要服用药物？

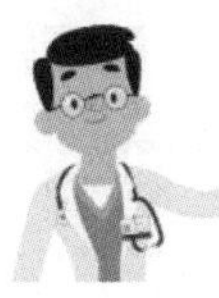

哈特博士：这个问题的回答是不一定的。如果是年轻人，又患有轻度的高血压，可以观察 3 个月，并通过锻炼、减肥、低盐饮食、戒烟限酒等方式控制血压。但是，如果医生判断你属于 1 ~ 2 级高血压但是发生心血管疾病的风险是高危、极高危或 3 级高血压患者，应该立即开始服用降压药物治疗。血压升高，如果得不到很好的控制，不知不觉，心脏、肾脏、大脑、眼睛就会受到“伤害”。

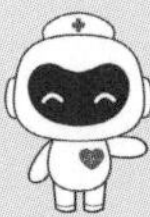

东方宝宝：要根据高血压的分级和危险分层来决定是否马上需要服药。

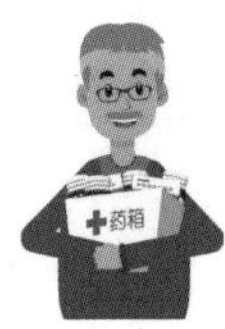

老王：高血压需要终身服药吗？长期服药会产生耐药吗？

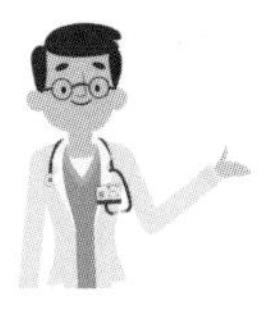

哈特博士：首先，抗高血压药是能长期服用的。对于先前血压控制比较好的患者，我们建议长期服用，服用的时候可以监测一下它有无不良反应。比如定期做一些肝肾功能的检查，看是否有较明显的不良反应，如果没有明显的不良反应，就可以继续服用。若这些药物引起了一些不良反应，则需要更换其他类的药物，以减轻不良反应。

抗高血压药服用多了会不会出现耐药性？细菌会对抗生素产生耐药性。抗高血压药没有耐药性。那为什么有些患者觉得以前症状控制得很好，但是最近一段时间这些药物并不能起到明显的降压作用了呢？这不是耐药性，也不是药物失效，而是高血压加重的结果。

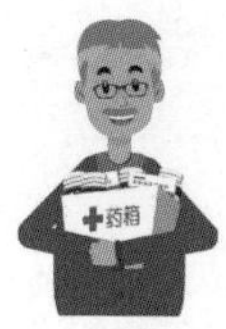

老王：高血压患者正在服药期间，今天早上血压正常，是否还需要服药？

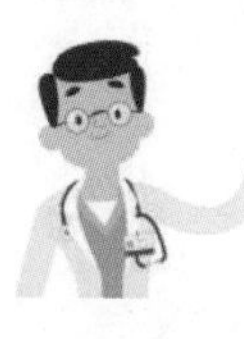

哈特博士：经常听到患者告诉我，今天测量的血压不高，所以今天就不服药了。这个想法非常普遍，但是是错误的。今天血压控制得比较好，是因为你昨天服用了抗高血压药物，你今天如果不服用了，明天可能又会很高。血压忽高忽低对血管非常不好，容易导致血管损伤甚至破裂。所以我们需要明白：血压达标，说明药物治疗非常有效，应该继续坚持服药，而不是停药。

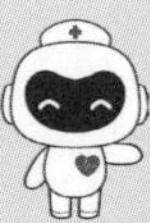

东方宝宝：高血压需要坚持用药，这需要植入到每一个人的健康理念当中。

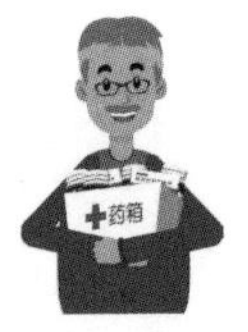

老王：抗高血压药物是不是应该先用一些差的，等到失效了再服用好的？

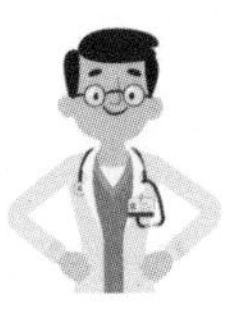

哈特博士：这个观念也是不对的，早点把血压控制到目标值140/90毫米汞柱以下，才是正确的。早期把血压降下来了，对身体的影响会小很多。有些“好药”或“新药”有更多的心脑血管保护的作用，而且被大量研究证实，那些“差的药”要么不良反应大，要么研究证明对心血管并无更多益处。所以尽早使用“好药”更能延缓疾病发展。

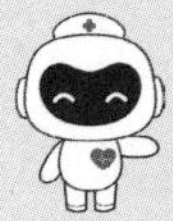

东方宝宝：平稳控制血压才是硬道理。尽早使用研究证实的有利于延缓疾病发展的降血压药物。

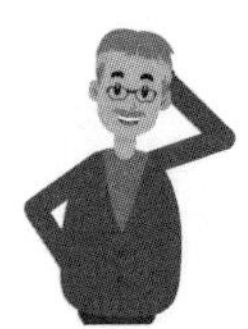

老王：对清晨高血压怎么应对？

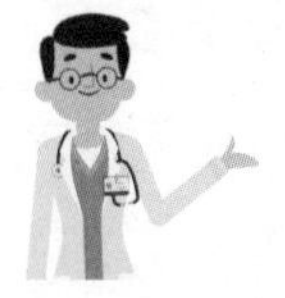

哈特博士：首先，我们建议选用控制血压时间比较长的药物，也就是长效制剂，优先推荐服用可以覆盖24小时的降压药；如果清晨血压仍然控制不佳，可以考虑在晚上适当的口服药物或者是早上一起床的时候就口服药物，并尽量避免在这个时间段运动。同时，患者还需要调整生活方式，比如限制盐摄入、限制脂肪摄入、限制饮酒并戒烟。另外，我们前面提起过的阻塞性睡眠呼吸暂停低通气综合征，也是导致清晨高血压的重要因素。因此，如果调整药物后清晨血压仍然过高，建议行睡眠呼吸监测评估。

东方宝宝：清晨高血压建议选用长效制剂或晚上服药。

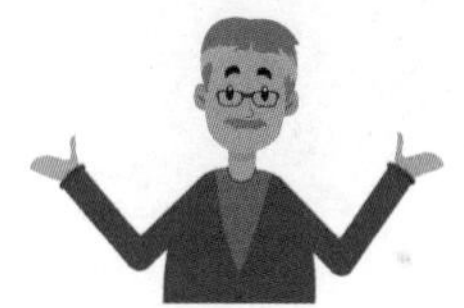

老王：血压突然升高怎么办？

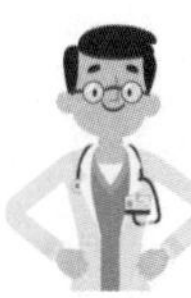

哈特博士：日常生活中影响血压的因素有很多，比如熬夜、饮酒、剧烈运动、精神紧张及情绪波动大等都可以导致血压升高。所以，

当血压突然升高，而且没有其他症状，建议先去除诱因，好好休息，避免情绪波动，并且多监测血压，经过这样的治疗，要是血压正常了，就不必去医院了。如果血压突然增高，并且合并头昏、胸闷、恶心、呕吐、走路不稳及视物模糊等症状，就需要紧急就医，并遵医嘱治疗。

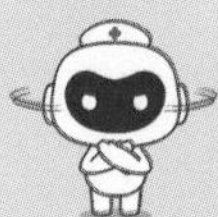

东方宝宝：血压突然升高且有伴随症状，要急诊就医，千万不要拖延。

第四章　高血压的自我管理

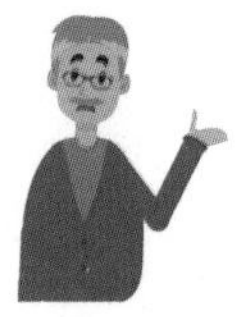

老王：如何正确测量血压？

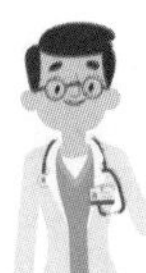

哈特博士：血压最好选择在每天固定的时间测量，测量前先休息 5 分钟，每次测量 3 次取平均值记录。选择桡动脉测压，被测量者保

持平卧或坐姿，手臂置于桌上，使测量位置与心脏位置高度相同；袖带绑在肘窝上两横指，松紧以能插入 1 ~ 2 指为宜。如果缠绕太紧可使血管在未注气之前已经受到一定程度的压迫，最终使得测量的数值偏低，而如果袖带绑得太松，则测的数值会偏高。

不能撸起袖子测血压，将上臂裹得太紧
血压测量值会比实际低

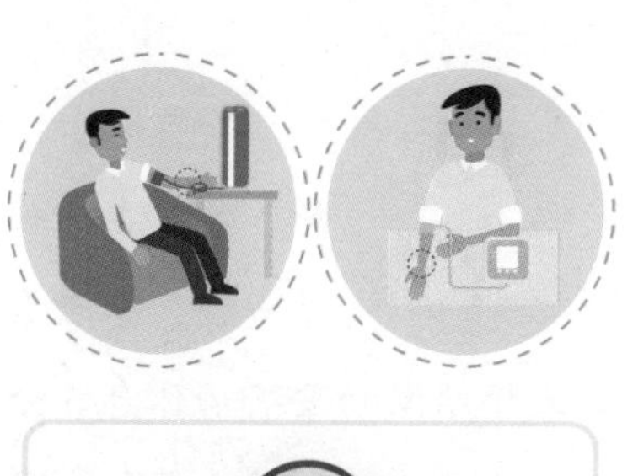

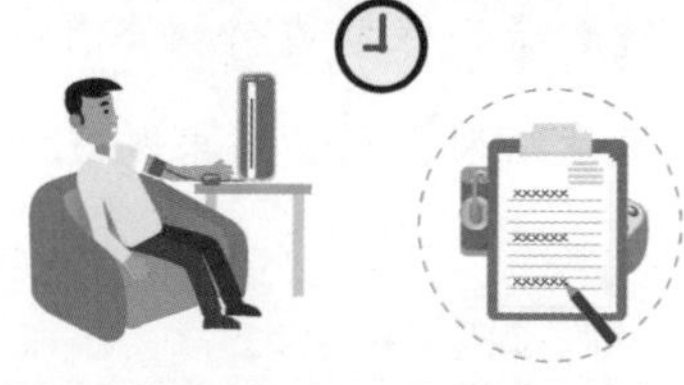

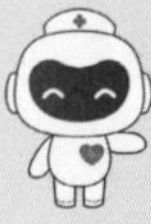

东方宝宝：连续测量会使血压降低，所以在测量下一次之前，最好将袖带解下，休息 1 分钟。这样测量 3 次，取平均值才能更准确可靠。

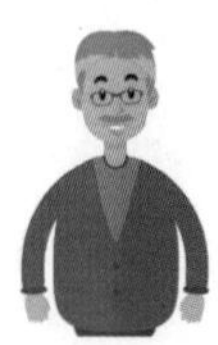

老王：如何正确使用电子血压计？

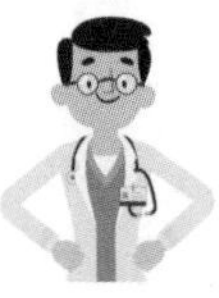

哈特博士：电子血压计测量血压还是可靠的，关键在于如何正确使用。和水银血压计测量一样，患者需要在安静状态下测量，活动后或情绪激动要安静休息5分钟后再测。测量时取坐位或卧位，露出一臂，上臂与心脏位于同一水平，缠绕袖带时手掌朝上，将袖带标志上的箭头对准上臂动脉。在肘部以上2～3厘米处缠上袖带，袖带与手臂之间要留有1～2个手指的空隙。将袖带置于心脏同一水平，打开电源按测量键测量，保持安静状态，测量时手臂不要移动，静静等待测量结果，测量结束做好记录。

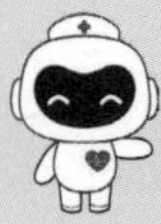

东方宝宝：如果选择手腕部位测量，袖带系在手腕上，同样不易太紧或者太松，测量时需要抬高手腕至心脏平行水平。

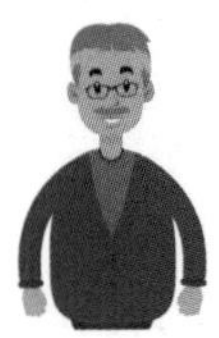

老王：在家里自测血压需要控制到多少为宜？

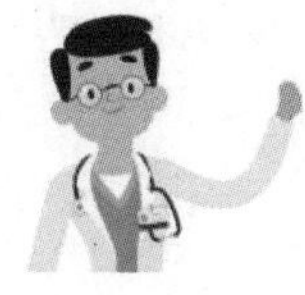

哈特博士：家里环境比较放松，所以家庭自测血压往往比诊室血压要低。高血压患者治疗应该达到的家庭自测血压目标值<135/85毫米汞柱。

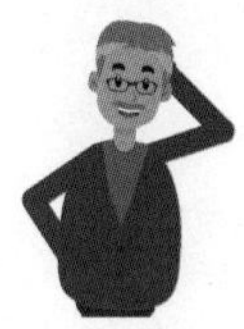

老王：老年人的收缩压高，舒张压低，这样的血压应该如何控制？

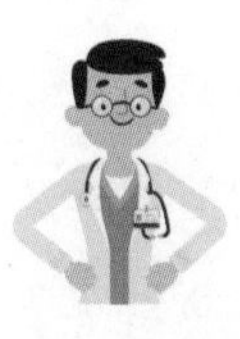

哈特博士：老年人由于动脉硬化，其高血压通常呈现收缩压增高、舒张压正常或者偏低的特点。因此，降压治疗要兼顾降低动脉僵硬度和改善大动脉弹性。可以选用一些改善血管弹性的药物，如：钙拮抗剂、他汀类药物、利尿剂及叶酸等。在降低收缩压时必须十分注意舒张压的变化，重视降压质量，控制降压速度；同时加强综合干预，重视非药物治疗。老年人收缩期高血压首选的降压药是地平类降压药和利尿剂，降压目标仍然是140/90毫米汞柱。如果收缩压降到140毫米汞柱会导致舒张压过低，可以将收缩压的目标放宽到150毫米汞柱。也就是收缩压控制在150毫米汞柱以下，舒张压不低于60毫米汞柱，否则会影响心脏供血，产生不良的后果。

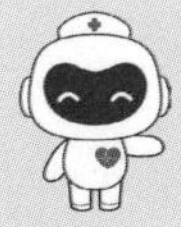

东方宝宝：老年人的首要降压目标仍然是140/90毫米汞柱。

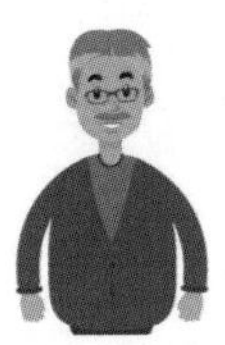

老王：血压是不是降得越低越好?

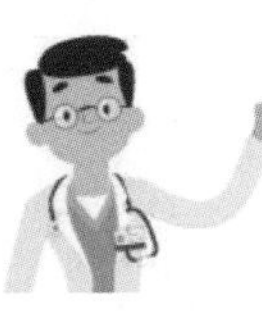

哈特博士：降压不是降得越低越好，血压要维持在一定范围之内。血压过低，血液流动减慢，心脏输出量不足，机体会自动调节优先供应重要的脏器，血液就不会被运输到全身各处，血液提供的氧气和养分到达不了全身组织。如果不把血压及时纠正在正常范围之内，患者很快就会因为供氧供血不足，导致全身器官功能衰竭，甚至死亡。所以既不能血压过高，也不能血压过低，一般要控制在正常范围内，正常范围就是收缩压在90～140毫米汞柱，舒张压在60～90毫米汞柱。

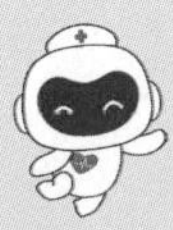

东方宝宝：如果血压≥140/90毫米汞柱，就叫高血压，必须进行降压治疗；如果低于90/60毫米汞柱，这就叫低血压，过低也需关注和纠正。

第二篇　高血脂篇

第一章　高血脂的定义和诊断

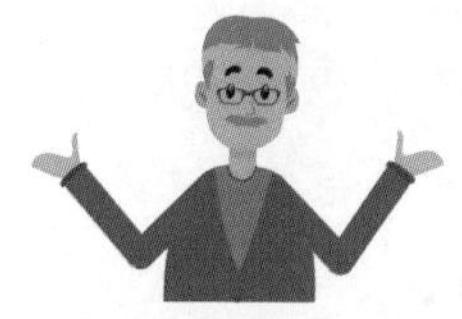

老王：什么是高血脂？

高血脂科普
小视频

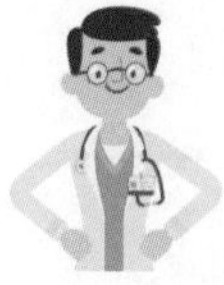

哈特博士：高血脂，通常是指血液内的胆固醇和甘油三酯增高，医学上又称为高脂血症或高脂蛋白血症。其中胆固醇又分为低密度脂蛋白胆固醇和高密度脂蛋白胆固醇，其中低密度脂蛋白胆固醇是导致动脉粥样硬化心血管病的“罪魁祸首”，可称之为“坏胆固醇”，相反，高密度脂蛋白胆固醇具有抗动脉粥样硬化和保护血管的作用，是心血管的保护因子，可称为“好胆固醇”。

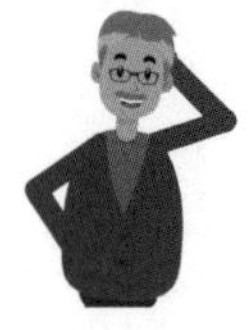

老王：得高血脂的人多吗？

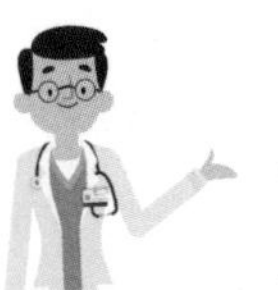

哈特博士：近 30 年来，随着生活水平的大幅度提高，中国人的血脂水平逐步升高，血脂异常患病率明显增加。2019 年全国调查结果显示，中国成人血脂异常总人数已超过 4 亿人，比 2002 年大幅度上升，我国儿童青少年高胆固醇血症患病率也有明显升高，预示着未来中国成人血脂异常及相关疾病负担将继续加重。

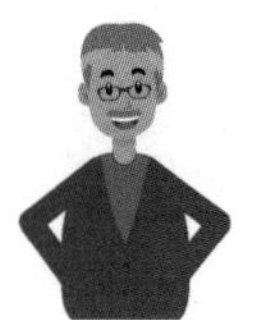

老王：“油”和“水”是不相溶的，胆固醇和甘油三酯不是油吗？那是如何进入血液的呢？

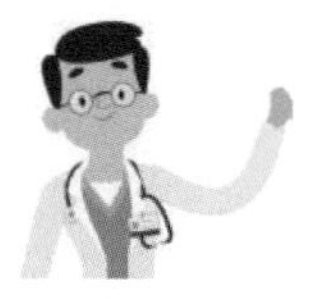

哈特博士：没错，胆固醇和甘油三酯就像漂在水面的油，是不溶于水的，必须与特殊的蛋白质即载脂蛋白结合形成脂蛋白。所

以也就有了低密度脂蛋白胆固醇和高密度脂蛋白胆固醇。

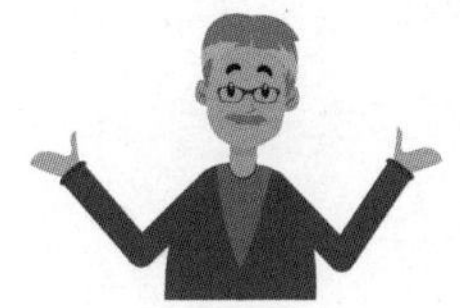

老王：为什么会得高血脂？

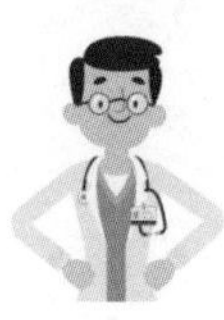

哈特博士：高血脂有明显的家族聚集倾向，与遗传关系紧密。同时血脂异常也多与不良的生活方式相关，如高能量、高脂和高糖饮食、过度饮酒等。此外，患有其他疾病或服用某些药物也可引起血脂异常，如肥胖、糖尿病、肾病综合征、甲状腺功能减退症、肾衰竭、肝脏疾病及服用糖皮质激素等。

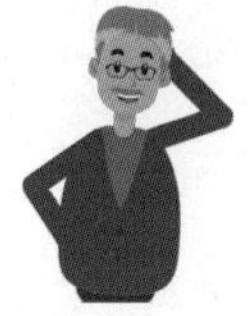

老王：我很少吃肉，还很瘦，怎么还会有血脂高呢？

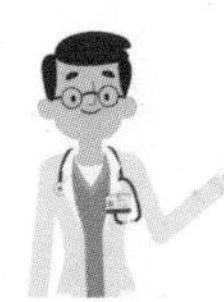

哈特博士：首先我们要知道体内的胆固醇来源有外源性胆固醇和内源性胆固醇之分。所谓外源性胆固醇，就是我们吃的食物中所含的

胆固醇。如：动物内脏、蛋黄及肉类，如果摄入过多就会引起血脂升高。当然摄入过多不是唯一的因素，肝脏自己也能合成胆固醇，也就是内源性胆固醇。有时候就算摄入的胆固醇不多，但体内合成也会增加，这实际上是一些疾病的特点。例如，肥胖可以使低密度脂蛋白胆固醇生成增加。其次血脂升高与年龄也有关系，随着年龄的增加，胆固醇分解降低。当然还有少部分人是先天基因缺陷，从儿童时期就表现出高血脂。

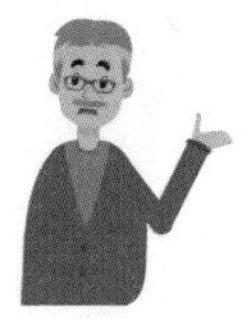

老王：高血脂会遗传吗？听说有一种病叫家族性高血脂？

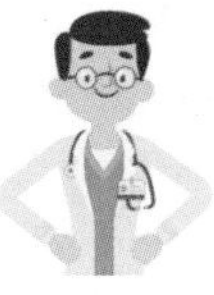

哈特博士：是的，有些高血脂患者是由于基因异常引起的，是由于一个基因或多个基因突变所致。他们大多有家族聚集性，有明显的遗传倾向，特别是单一基因突变者，故医学上又称为家族性高脂血症。

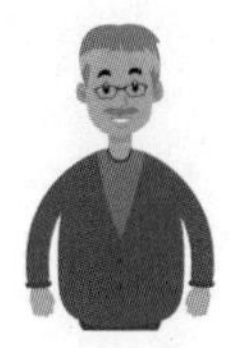

老王：高血脂如何诊断？常见检查项目有哪些？

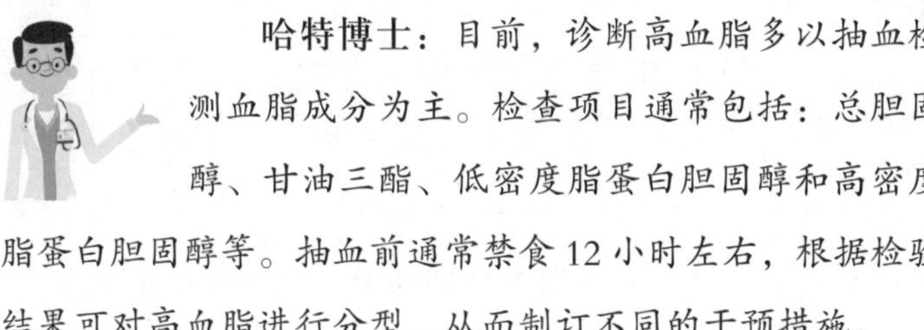

哈特博士：目前，诊断高血脂多以抽血检测血脂成分为主。检查项目通常包括：总胆固醇、甘油三酯、低密度脂蛋白胆固醇和高密度脂蛋白胆固醇等。抽血前通常禁食12小时左右，根据检验结果可对高血脂进行分型，从而制订不同的干预措施。

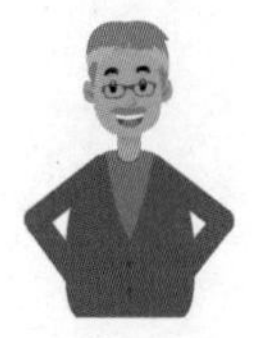

老王：除了检查血脂，高血脂患者还要做哪些检查？

哈特博士：如果检查出血脂升高，一般医生还会检查下述相关指标：①有无同时合并高血压、糖尿病等疾病；②有无其他引起血脂升高的疾病，如肾脏疾病、肝脏疾病、甲状腺疾病等；③有无合并的心血管病，如冠心病、脑卒中、动脉粥样硬化等。主要是为了判断危险程度，以便制订个体化的干预方案。

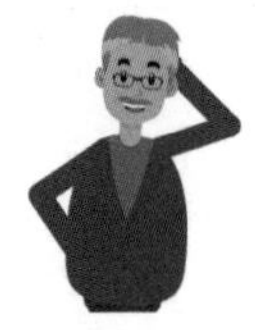

老王：血脂多高才算高血脂？

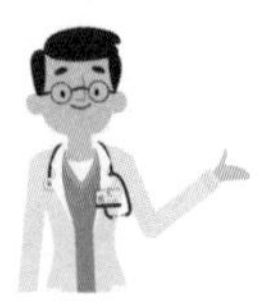

哈特博士：如果仅有血脂异常，没有其他合并疾病等情况，目前《中国成人血脂异常防治指南》的标准如下：①总胆固醇，< 5.2 mmol/L 为正常，≥ 6.2 mmol/L 为升高，可诊断高胆固醇血症；②低密度脂蛋白胆固醇，< 2.6 mmol/L 为正常，≥ 4.1 mmol/L 为升高；③甘油三酯< 1.7 mmol/L 为正常，≥ 2.3 mmol/L 为升高，可诊断高甘油三酯血症。上述测值介于两者之间则为轻度升高。

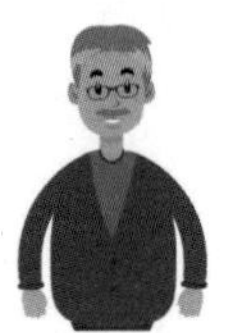

老王：高血脂有哪些类型？

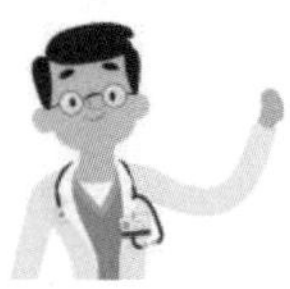

哈特博士：根据血脂检验结果分为：①高胆固醇血症，单纯胆固醇升高；②高甘油三酯血症，单纯甘油三酯升高；③混合型

高脂血症，胆固醇和甘油三酯均有升高；④低高密度脂蛋白胆固醇血症，高密度脂蛋白胆固醇偏低。

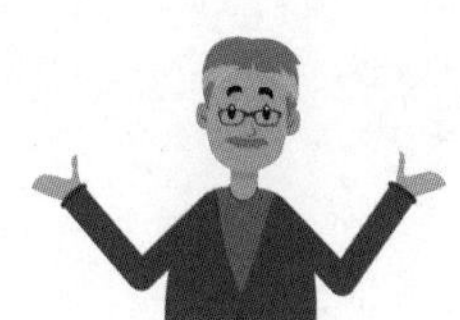

老王：我平时没有高血脂，那我需要监测血脂吗？多长时间检测一次？

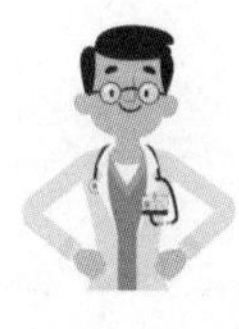

哈特博士：需要，定期检查血脂是防治高血脂和动脉粥样硬化性心血管病的重要措施。监测方式主要是抽血化验：20 ~ 40 岁成年人至少每 5 年检测 1 次；40 岁以上男性和绝经期后女性每年检测 1 次；心血管病患者及高危人群，应每 3 ~ 6 个月检测 1 次。尤其是以下人群，更要重视血脂检测：①有心血管病者。②存在多项危险因素，如高血压、糖尿病、肥胖及吸烟。③男性一级直系亲属在 55 岁前或女性一级直系亲属在 65 岁前罹患心血管病，或家中有家族性高脂血症者。一级直系亲属是指父母、子女以及亲兄弟姐妹。④皮肤或肌腱黄色瘤及跟腱增厚者。

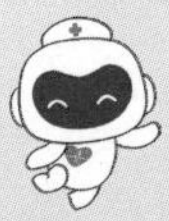

东方宝宝：高血脂是一种常见病，发病率很高。除了与遗传有关，与不良的生活方式尤其是与饮食习惯密切相关，大家务必要给予重视，定期检查血脂及相关指标。

第二章 高血脂的危害

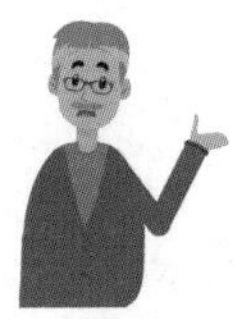

老王：高血脂对身体有哪些危害？

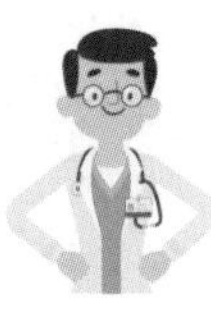

哈特博士：目前，由动脉粥样硬化性心血管病等引发的死亡位居首位，而血脂异常又是心血管病发生、发展中最主要的危险因素。世界卫生组织（WHO）最新资料显示，全球超过50%的冠心病的发生与胆固醇升高有关。高脂血症又多与糖尿病、肥胖、高血压等慢性疾病共存，共同导致心血管病的发病率及病死率明显升高。此外，甘油三酯明显升高还可导致急性胰腺炎，尤其是在暴饮暴食及大量饮酒后，重症胰腺炎的病死率高达30%。因此，积极防治血脂异常对防治心血管病以及其他血脂异常相关疾病有重要意义。

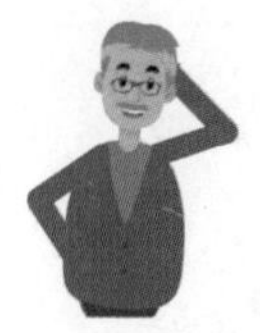

老王：高血脂会有哪些不适或症状呢？

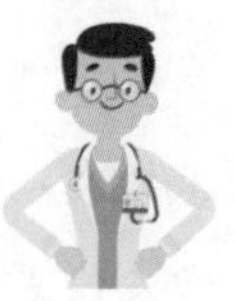

哈特博士：高血脂在导致冠心病、脑卒中等动脉粥样硬化性心血管病之前，通常无明显不舒服，故临床表现并不多见，主要包括黄色瘤、血管动脉粥样硬化、角膜弓和脂血症眼底改变。

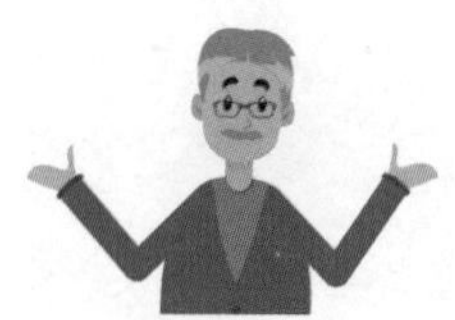

老王：为什么高血脂患者容易罹患心血管病？

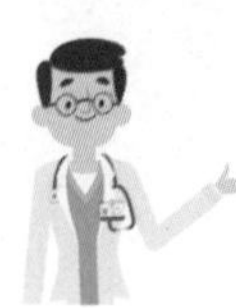

哈特博士：血液中过多的脂质会长期慢慢地沉积于血管壁，形成粥样斑块，使血管狭窄、血流受阻，导致冠心病、脑卒中等心血管病。就像水中的垃圾慢慢在水管内沉积，导致管道阻塞。

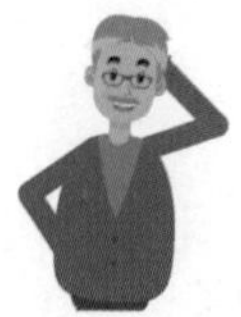

老王：哪些人是高血脂的高危人群？

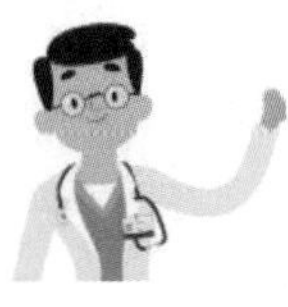

哈特博士：高血脂的高危人群包括：①有高脂血症、冠心病、脑血管疾病、动脉粥样硬化病家族史者；②有高血压、糖尿病、肥胖者；③长期吸烟、酗酒者；④ 40 岁以上男性或绝经后的女性；⑤生活饮食不规律；喜好高脂、高糖、高能量饮食；不爱运动者。有以上这些情况的需要减少油腻饮食，多吃蔬菜、多运动及注意监测血脂，发现血脂异常及时药物治疗。

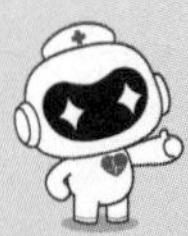

东方宝宝：高血脂是导致心脑血管病的重要原因之一，全世界范围内动脉粥样硬化性心血管病已成为导致死亡的首位原因。积极防治高血脂对个人、家庭和社会都意义重大。

第三章　高血脂的治疗

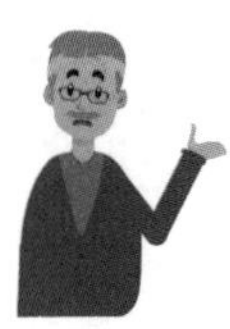

老王：诊断出了高血脂该怎么办？

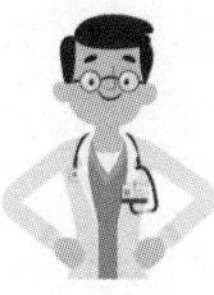

哈特博士：由于高血脂是导致心血管病的重要原因，所以必须引起重视。不同的危险分层对于血脂控制的目标有不同要求。需要到心血管病专科就诊，医生会根据患者的危险分层判断血脂要达到的目标，制订个体化的干预方案。

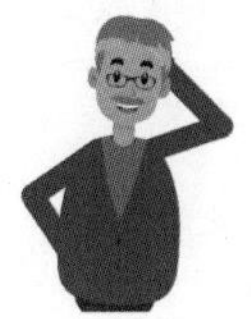

老王：高血脂一般怎么处理呢？

哈特博士：除遗传因素外，高血脂明显受饮食及生活方式的影响。因此，改变饮食习惯和生活方式是防治高血脂的基本措施。在此基础上，必要时辅以药物治疗。

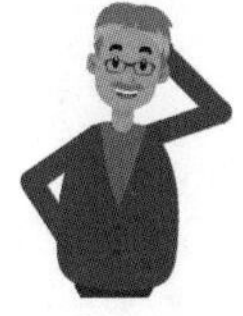

老王：得了高血脂，不想吃药，只改善饮食习惯可以吗？

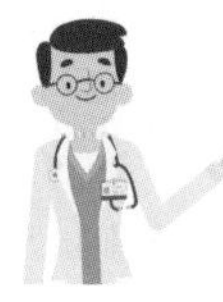

哈特博士：如前所述，无论是否进行药物治疗，都必须坚持控制饮食和改善生活方式。生活方式干预是一种最佳成本－效益比和风险－获益比的措施。但需注意，诊断高血脂后，饮食与非药物治疗者，3～6个月后应复查血脂水平。如血脂控制达到建议目标，则继续非药物治疗，但仍须每6个月～1年复查，长期达标者可每年复查一次。所以不服药的前提是生活方式干预可以达到标准，否则就需要辅助药物治疗。生活方式改变和药物治疗必须长期坚持，才能获得良好的益处。

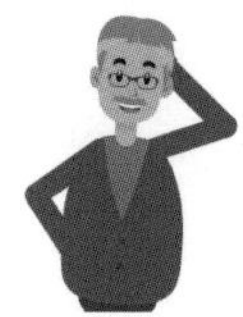

老王：哪些情况下必须要用调脂药呢？

哈特博士：高血脂的干预有两个原则：一是生活方式干预为基础，二是不同风险程度患者的控制标准及紧急程度不同。对极高危者，生活方式干预的同时应立即启动他汀类调脂药物。若胆固醇水平不能达标，则须与其他调脂药物联合使用。对高危者，生活方式干预的同时应立即启动中等强度他汀类调脂药物治疗；对低、中危者，生活方式干预6个月未达标者，启动低、中强度他汀类调脂药物治疗。当甘油三酯>5.6 mmol/L时，急性胰腺炎风险明显增高，建议及时启用贝特类药物。

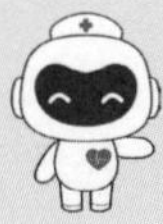

东方宝宝：不同的风险程度，使用调脂药物的方案、药物选择和剂量都是不同的。

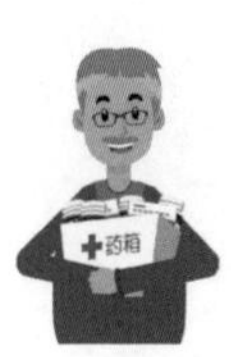

老王：高血脂的药物治疗有哪些？为什么我的邻居他用非诺贝特而我要用他汀类调脂药物？

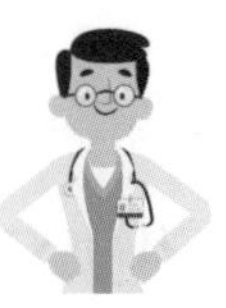

哈特博士：降低坏胆固醇，也就是“罪魁祸首”的低密度脂蛋白胆固醇水平是首要目标。数十年来全世界的研究结果一致显示，他汀类调脂药物在心血管病预防中能显著降低心血管事件风险，使其已成为防治这类疾病最重要的药物。因此，治疗上首选他汀类药物。此外，对于甘油三酯升高的，也要降低“帮凶”甘油三酯的水平，这就使得降低血脂药物主要分为2类：他汀类和贝特类。胆固醇水平升高为主的患者首选他汀类调脂药物药物，以甘油三酯水平升高为主的患者首选贝特类调脂药物。除了他汀类降胆固醇，其他还有抑制肠道吸收胆固醇的依折麦布和促进胆固醇清除的PCSK9抑制剂等。

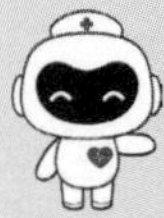

东方宝宝：不同的血脂异常采用不同的治疗方案，请到医院咨询专业的心血管病医生，不要盲目借鉴邻居和亲朋好友的治疗方案。

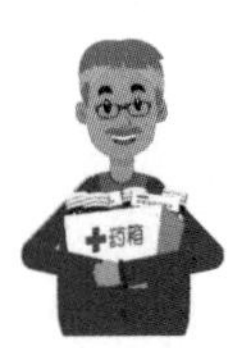

老王：为什么血脂报告已经“正常”了，医生还叫我吃他汀类调脂药物？不同人的标准不一样吗？

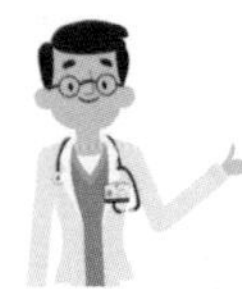

哈特博士：血脂报告上的正常参考值仅仅是在不考虑其他合并疾病情况下的标准。如前所述，不同危险分层的高血脂患者的控制标准

是不一样的。由于低密度脂蛋白胆固醇是导致心血管病的罪魁祸首，所以控制其水平就显得尤为重要。一般对于极高危者，控制低密度脂蛋白胆固醇 <1.8 mmol/L；高危者低密度脂蛋白胆固醇 <2.6 mmol/L，其余人群控制低密度脂蛋白胆固醇 <3.4 mmol/L 即可；对于甘油三酯，应控制在＜ 1.7 mmol/L 水平。近年来的研究支持进一步降低低密度脂蛋白胆固醇水平。

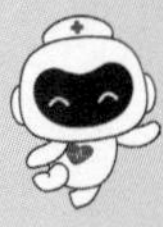

东方宝宝：不同疾病，血脂控制的标准是不一样的。

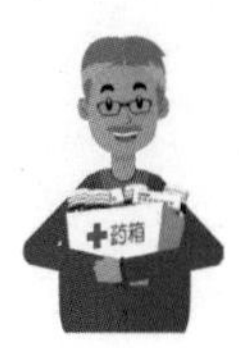

老王：是药三分毒，听说调脂药物都有不良反应，服用他汀类调脂药物会不会不好？

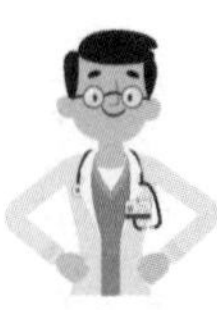

哈特博士：他汀类调脂药物的安全性和心血管获益已得到临床研究反复证实和充分肯定，仅极少部分人出现不良反应，主要为肝功能异

常和肌痛、肌肉溶解等，故应在用药4～8周复查血脂及转氨酶和肌酸激酶，如无异常则可继续服用，此后每半年到一年复查一次。如果应用他汀类调脂药物后发生不良反应，如转氨酶升高＞3倍或肌痛症状明显、肌酸激酶进行性升高，可到医院就诊，采取换用另一种他汀类调脂药物、减少剂量、隔日服用或换用非他汀类调脂药物等方法处理。

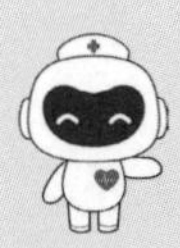

东方宝宝：他汀类药物不良反应发生率很低。只要定期监测，他汀类调脂药物的不良反应是可以发现和避免的。

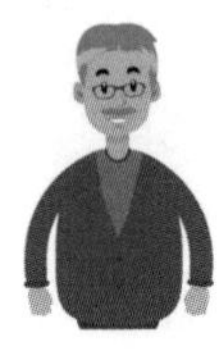

老王：服用他汀类调脂药物调脂之后，要监测哪些指标？

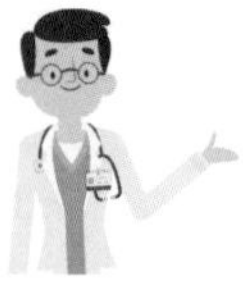

哈特博士：首次服用，应在用药4～8周复查血脂及转氨酶和肌酸激酶，如血脂能达到目标值，且无药物不良反应，逐步改为每6～12个月复查1次；如血脂未达标且无药物不良反应者，每3个月监测1次；如治疗3～6个月后，血脂仍未达到目标值，则需调整药物剂量或种类，应咨询专科医生。

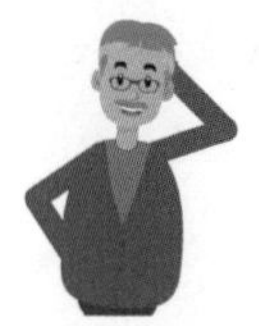

老王：应该选择什么样的他汀类调脂药物？

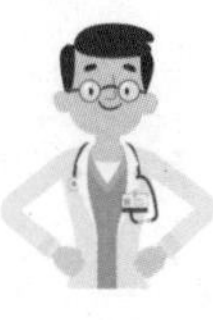

哈特博士：目前，国内有洛伐他汀、辛伐他汀、普伐他汀、氟伐他汀、阿托伐他汀、瑞舒伐他汀和匹伐他汀等他汀类调脂药物。不同种类与剂量的他汀类调脂药物降胆固醇幅度有一定差别，请一定要听从专科医生建议服用。

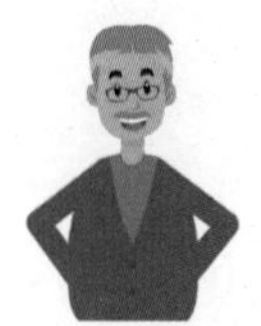

老王：服用他汀类调脂药物时，哪些食物会有冲突？

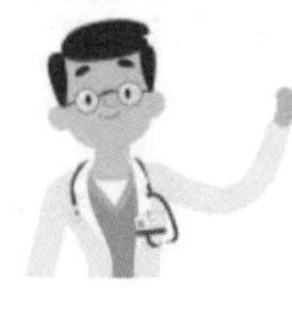

哈特博士：有些食物会影响他汀类调脂药物的代谢或者增加他汀类调脂药物的不良反应。在服用他汀类调脂药物期间，不能吃柚子类的水果，特别是西柚，容易导致血液中药物浓度升高。其次是过量饮酒，容易引起肝脏损伤，应予避免。

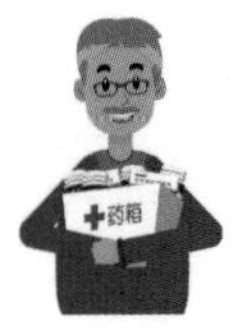

老王：他汀类调脂药物是需要终身服用吗？要经常换药吗？

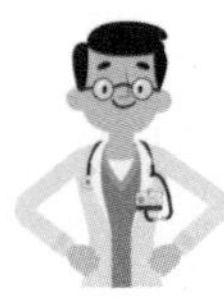

哈特博士：取得预期疗效后应继续长期应用，如能耐受应避免停用。有研究提示，停用他汀类调脂药物有可能增加心血管病风险。如无不良反应，一般并不需要换药。

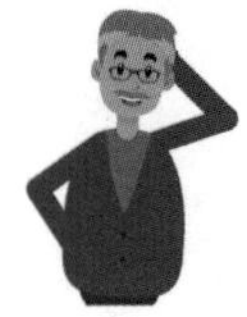

老王：胆固醇是不是降得越低越好？

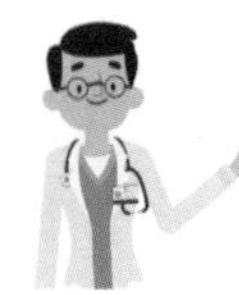

哈特博士：如前所述，不同危险分层的高血脂患者的胆固醇控制标准是不一样的。危险分层越高危的患者，要求胆固醇水平降得越低。

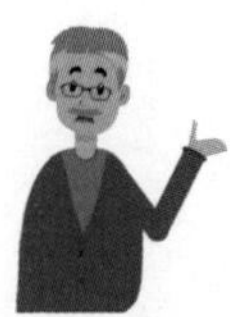

老王：服用他汀类调脂药物发现血糖有些高了，要紧吗？我是糖尿病患者，该如何防治高血脂呢？

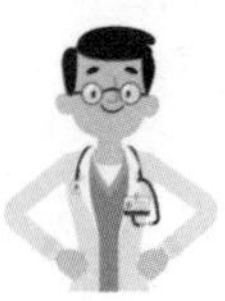

哈特博士：长期服用他汀类调脂药物有可能会增加糖尿病的风险，但他汀类调脂药物对心血管病的总体益处远大于新发糖尿病的风险，所以无论是糖尿病高危人群，还是糖尿病患者，对有他汀类调脂药物治疗需要的患者都应坚持服用此类药物。

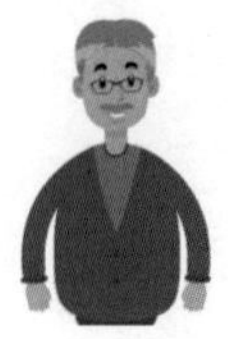

老王：除了吃药，听说打针也能治疗高血脂？

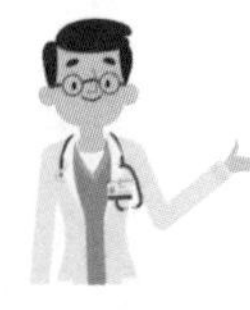

哈特博士：这是近年来血脂治疗领域的一个新突破，即PCSK9抑制剂。该类药物主要针对体内胆固醇的清除环节。通过皮下注射，每月1～2次，使用方便，调脂效果明显。对于大剂量他汀类药物治疗后仍不达标的极高危患者以及家族性高血脂，可以考虑使用。

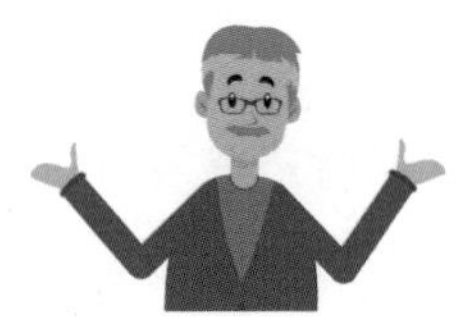

老王：我有个邻居是一位82岁的老年患者，平时吃得并不油腻，为什么会得高血脂，该如何防治？

哈特博士：高龄老年人常常患有多种慢性疾病需服用多种药物，同时因为体内器官功能衰退，考虑继发性高脂血症的可能（如药物导致，或肝功能减退、甲状腺功能减退等疾病引起）。所以，此类患者应在评估过心血管病风险、药物相互作用、肝肾功能之后，再决定是否开始他汀类调脂药物治疗。治疗时起始剂量不宜太大，应根据治疗效果调整调脂药物剂量，并严密监测肝、肾功能和肌酸激酶，对调脂目标不做特别刚性要求。研究表明，高龄老年高脂血症合并心血管病或糖尿病患者可从调脂治疗中获益。

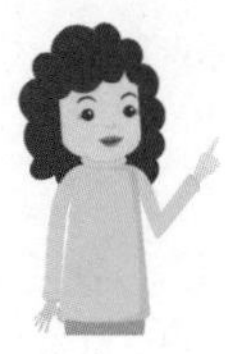

张阿姨：孕妇、哺乳期妇女可以使用他汀类调脂药物吗？

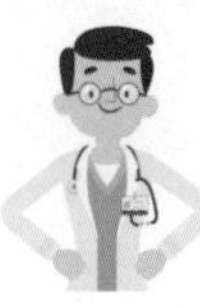

哈特博士：孕妇、哺乳期禁止使用他汀类调脂药物，备孕期女性也不建议使用他汀类调脂药物。

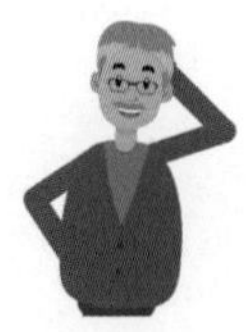

老王：听说“洗血”能治疗高血脂，靠谱吗？

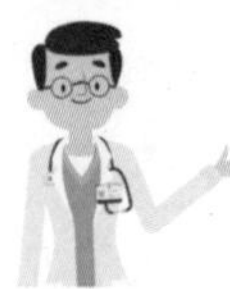

哈特博士：“洗血”即血浆置换。该治疗措施价格昂贵、耗时且存在感染风险。不良反应还有低血压、腹痛、恶心、低血钙、缺铁性贫血和过敏性反应等。因此，不是高血脂的常规治疗方法。

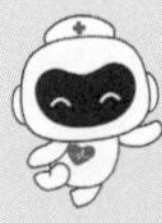

东方宝宝：降低坏胆固醇也就是低密度脂蛋白胆固醇水平是防治高血脂尤其是心血管病的首要目

标。因此，他汀类调脂药物已成为防治这类疾病最为重要的药物。不同的风险程度对于血脂控制的目标有不同要求，请务必到心血管病专科就诊，制订个体化的干预方案。数十年来他汀类药物的安全性和心血管获益已得到全世界临床研究的反复证实和充分肯定，仅极少部分人出现肝脏和肌肉等的不良反应。因此，不必过分担心。

第四章　高血脂的自我管理

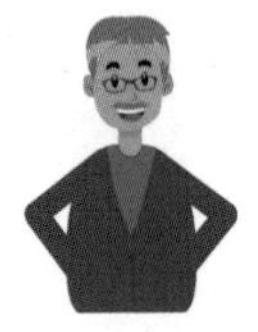

老王：高血脂患者如何调整生活方式？

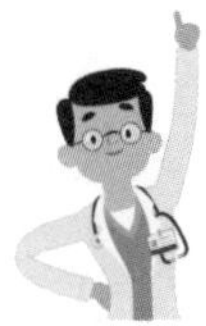

哈特博士：健康的生活方式包括平衡饮食、规律锻炼、控制体重及戒烟、戒酒等，细节见下文。

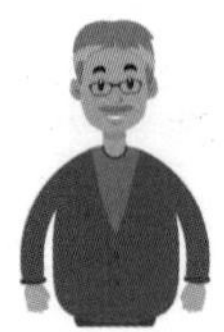

老王：高血脂患者如何调整饮食？

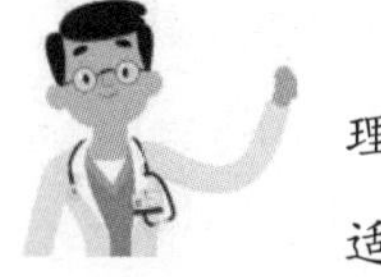

哈特博士：饮食方面要求食物多样，合理搭配。主食以谷类、薯类和全谷物为主。适量吃鱼、禽、瘦肉，多吃蔬菜、水果，控制脂肪摄入量，培养少油、少盐、少糖的清淡饮食习惯。每天的食盐不超过 6 克（大约 1 矿泉水瓶盖或啤酒瓶盖）。每天的糖控制在 50 克以下，25 克以下更好。足量饮水 7 ~ 8 杯（1 500 ~ 1 700 毫升），提倡饮用白开水和茶水，不喝或少喝含糖或碳酸饮料。

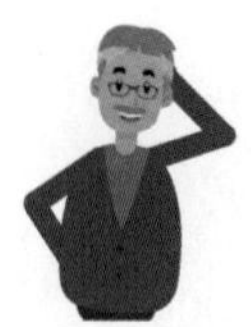

老王：高血脂患者要多吃蔬菜和水果，吃多少才合适呢？

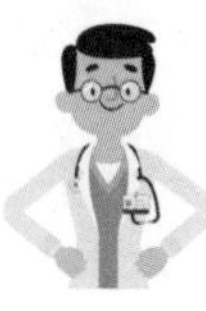

哈特博士：最好保证餐餐有蔬菜，天天有水果。每天保证 250 ~ 500 克蔬菜，深色蔬菜应占一半以上。每天 250 克左右的新鲜水果，果汁不能代替鲜果。另外，每天喝液态奶 300 毫升左右。

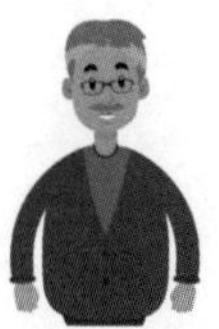

老王：适当吃肉的标准是什么？

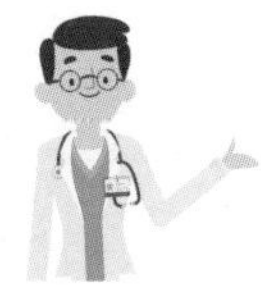

哈特博士：每周食用鱼类250～500克，畜、禽肉250～500克，蛋类250克。优先选择鱼和鸡肉这类富含蛋白质的肉类。烹饪用油以植物油为主，每天应低于50克。

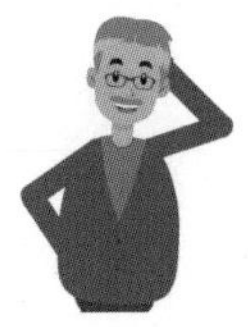

老王：高血脂患者如何锻炼？

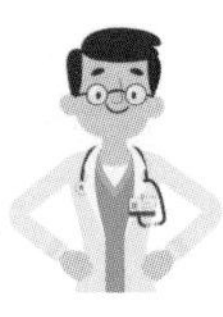

哈特博士：要规律每日主动锻炼，控制体重，坚持规律的中等强度运动，建议每周运动5～7天、每次30分钟，如每天步行6 000步左右。减少久坐时间，每小时起来动一动，同时也可预防腰椎、颈椎疾病。如果有严重的心血管病，则需要在专科医生指导下运动。

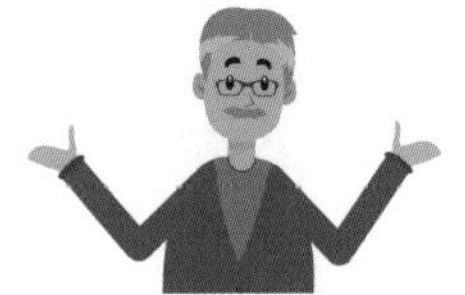

老王：哪些食物的胆固醇含量比较高？

哈特博士：我们食物中的胆固醇是体内胆固醇的重要来源之一。因此，日常饮食中，应当控制胆固醇的摄入量。一般来说，畜肉中的胆固醇含量高于禽肉，肥肉高于瘦肉，贝类高于鱼类。如动物内脏尤其是脑和肝脏、鱼籽、蟹黄、蟹膏及鱼卵等，和一些加工食品如黄油、奶油的胆固醇含量也比较高。

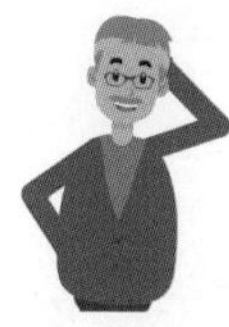

老王：高血脂患者能喝酒吗？

哈特博士：最好避免喝酒。尤其是对甘油三酯明显升高的人，暴饮暴食及大量饮酒后可导致急性胰腺炎，重症胰腺炎的病死率极高。成年人如喝酒，每日的酒精量，男性不超过 25 克，女性不超过 15 克。摄入的酒精量（克）= 饮酒量（毫升）× 含酒精浓度（%）×0.8（酒精密度）。

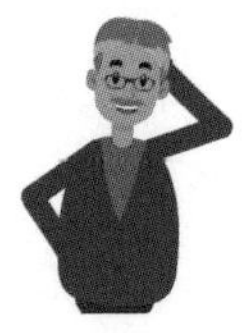

老王：高血脂患者能吃蛋黄吗？

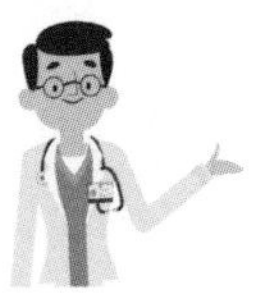

哈特博士：当然可以吃。高血脂患者每天摄入胆固醇应小于300毫克，1只鸡蛋约含胆固醇200毫克。因此，建议每天不超过1只鸡蛋（含蛋黄）。

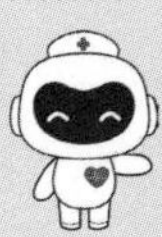

东方宝宝：除了药物，积极改变不健康的生活方式对高血脂的防治至关重要。日常生活中管住嘴、迈开腿，简单易行，贵在坚持。

第三篇　糖尿病篇

第一章　糖尿病的诊断

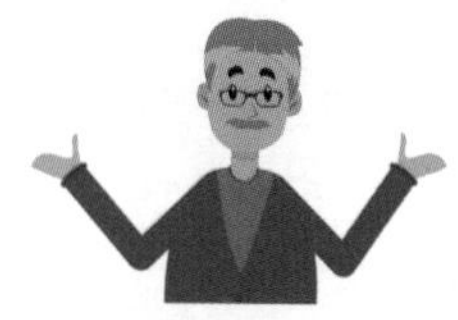

老王：糖尿病到底有多常见？

糖尿病科普小视频

哈特博士： 在我国，糖尿病发病率较高，每 10 个人中就会有 1 个糖尿病患者。越胖的人，越容易患糖尿病，肥胖人群中，每 5 人中就有 1 个糖尿病患者。年龄也是很重要的因素，65 岁以上的老年人，每 4 ~ 5 人中就会有 1 人患有糖尿病。

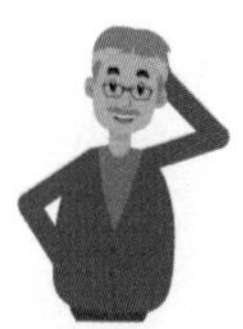

老王：糖尿病会不会遗传？

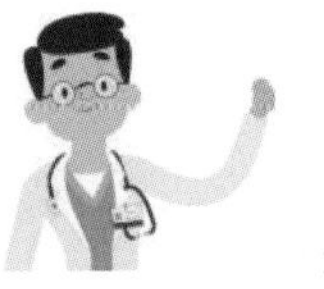

哈特博士：糖尿病的病因很复杂，它可分为几种不同的类型，每种类型中遗传因素起到的作用也不相同。在我国，90% 以上的糖尿病是 2 型糖尿病，此外还有 1 型糖尿病、妊娠糖尿病和特殊类型糖尿病。目前公认的观点认为，2 型糖尿病是由遗传因素和环境因素共同引起的。比如，2 型糖尿病患者的子女更容易患糖尿病，但并不是一定会患上糖尿病，最终是否发病还与饮食习惯、运动等后天因素有关。即使我们不能完全阻止糖尿病患者的子女患上糖尿病，但鼓励他们热爱运动、养成良好的饮食习惯也会使糖尿病出现晚、症状轻、药量少、易控制，甚至不患病。

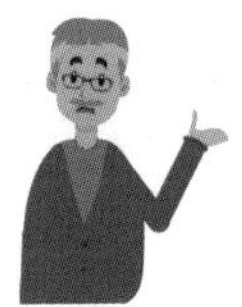

老王：哪些人容易患糖尿病？

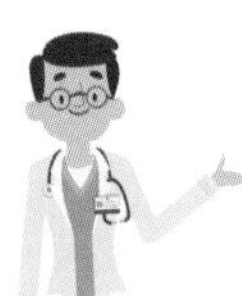

哈特博士：医学研究表明，下面这几种情况可能会更容易患糖尿病：①父母有糖尿病；②长期营养过剩；③肥胖或超重；④高血压、高血脂及早发冠心病患者；⑤ 45 岁以上；⑥缺乏运动；⑦吸烟等。

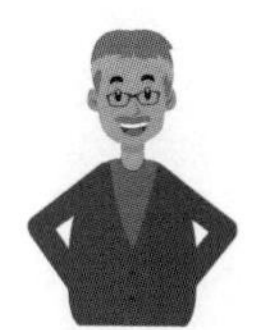

老王：哪些不良生活习惯会导致糖尿病？我们喝奶茶、“肥宅快乐水”，多吃糖，会不会得糖尿病呢？

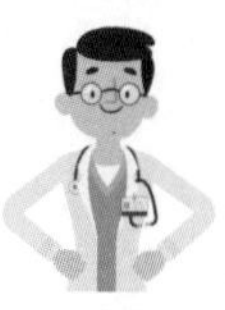

哈特博士：没有糖尿病的人多吃糖、多喝含糖饮料，并不会直接导致糖尿病。但是如果养成了高糖饮食的习惯，就容易肥胖。另外，吃完不动，长期静坐，运动太少也是不良生活习惯，也容易导致肥胖。肥胖与糖尿病之间关系很密切，容易导致糖尿病。

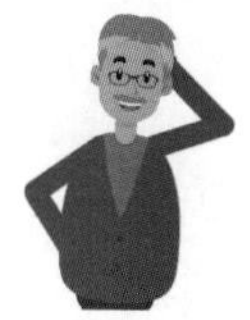

老王：糖尿病早期有哪些表现？

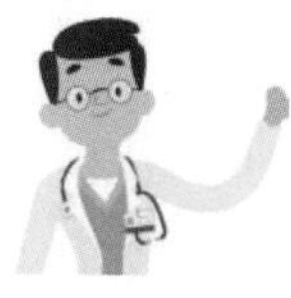

哈特博士：早期糖尿病患者可能无症状，通常在健康体检或治疗其他疾病时偶然发现。典型的症状为“三多一少”，即多尿、多饮、多食和体重减轻。还可能有口渴、乏力、出汗、皮肤瘙痒、反复牙龈炎、泌尿系感染及伤口不愈合等症状。

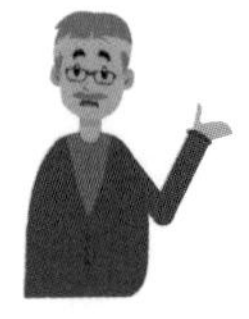

老王：怎么样才知道自己有没有患糖尿病？

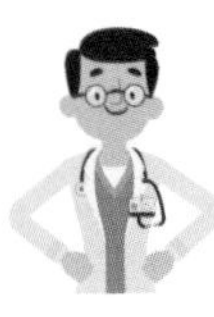

哈特博士：由于早期糖尿病患者可能并无症状，所以要知道自己有没有患糖尿病最好是定期到正规医院进行健康体检，筛查相关项目。对于儿童和青少年的高危人群，宜从 10 岁开始，但青春期提前的个体则推荐从青春期开始。首次筛查结果正常者，宜每 3 年至少重复筛查 1 次。对于成年人的糖尿病高危人群，宜及早开始进行糖尿病筛查，40 岁以上者建议至少每年筛查 1 次。

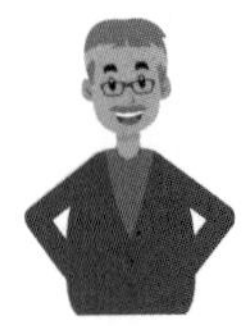

老王：血糖多高才算患有糖尿病？

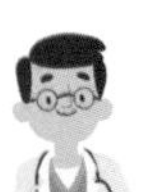

哈特博士：正常空腹血糖应 <6.1 mmol/L，糖负荷后 2 小时血糖应 <7.8 mmol/L。一般来说，空腹血糖≥ 7.0 mmol/L，随机血糖或者糖负荷后 2 小时血糖≥ 11.1 mmol/L，糖化血红蛋白≥ 6.5%，是诊

断糖尿病的界限，但具体的诊断和分型还是要到正规医院内分泌科去确定。如果没有达到糖尿病的诊断标准，但是空腹血糖在 6.1 ～ 7.0 mmol/L，或者糖负荷后 2 小时血糖在 7.8 ～ 11.1 mmol/L，称为“糖尿病前期”，应进行积极的生活方式干预，以降低发生糖尿病的风险。

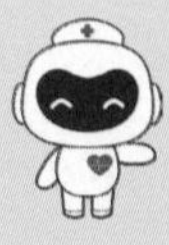

东方宝宝：糖尿病是常见的慢性病，早期可以没有典型症状，建议定期进行筛查。可疑糖尿病则应到正规医院进行确诊和分型。

第二章　糖尿病的危害

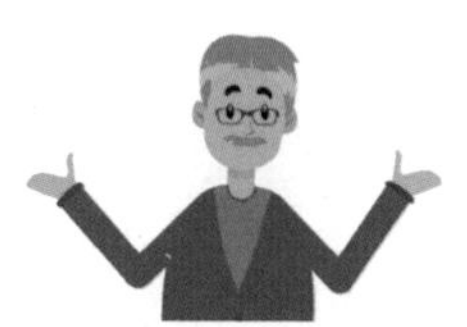

老王：我最怕去医院了，没什么不舒服的感觉，我就不想去医院了。糖尿病如果不及时发现、不进行治疗，会有什么后果呢？

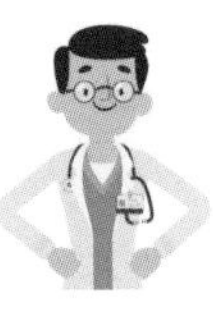

哈特博士：早期糖尿病患者可能无症状，要等到有不舒服的感觉才去医院检查，可能就已经出现糖尿病的并发症了，也就是长期的血糖高导致了血管和神经的病变，这样的后果常常很严重，而且是不可逆的。

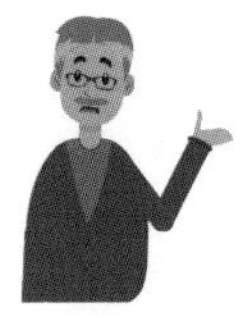

老王：糖尿病都有哪些并发症？

哈特博士：糖尿病危害很大，并发症分为急性和慢性。

糖尿病急性并发症主要有酮症酸中毒和高渗性昏迷。这两个情况都是会危及生命的，常常因为急性感染、胰岛素不适当减量或突然中断治疗、暴饮暴食、手术、妊娠等诱发。除了多尿、烦渴及多饮等症状外，主要出现脱水和神经系统的表现，严重者可导致昏迷。

糖尿病慢性并发症就更多了。比如，大血管病变——冠心病、脑卒中，这也是糖尿病患者最主要的死因；微血管病变——肾脏病、视网膜病变，糖尿病肾病是肾衰竭的主要病因之一；还有外周神经病变等。

由于糖尿病危害血管和神经，而血管、神经遍布全身，因此糖尿病的危害是遍布全身的。另外，糖尿病患者机体免疫功能下降，容易并发感染，而且感染不容易控制。外周的血管神经病变容易影响腿部和足部的血液循环，严重者会出现感染、溃烂和坏疽，甚至要截肢，这就是糖尿病足。

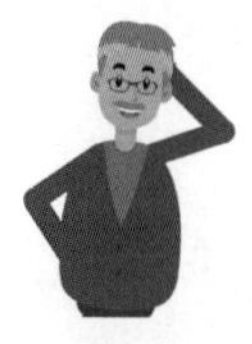

老王：前面说到心血管病是糖尿病患者最主要的死因，糖尿病患者合并心血管病的比例有多高呢？

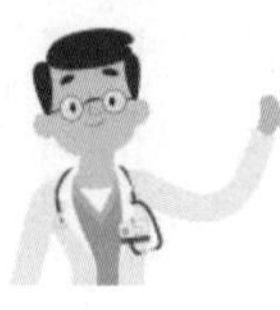

哈特博士：中国门诊和住院糖尿病患者1/4~1/3患有冠心病或脑血管疾病，超过一半住院的冠心病患者同时合并糖尿病。

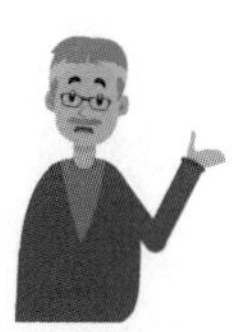

老王：尿中泡沫多是不是就是肾脏已经受损了？糖尿病合并肾脏疾病的比例高吗？

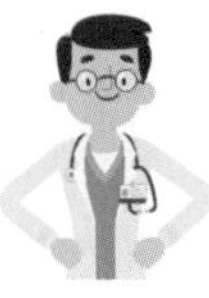

哈特博士：很多因素都会导致尿中泡沫多，尿中糖、蛋白、胆红素等含量增高在排尿时可产生较多气泡。糖尿病患者尿糖增高可以出现泡沫尿，这时肾脏不一定已经受损。糖尿病肾病常表现为蛋白尿，尿中蛋白量增加，也容易出现泡沫。有调查显示中国门诊 2 型糖尿病患者 14.4% 合并肾脏疾病，住院糖尿病患者超过 1/3 合并肾脏疾病，而慢性肾脏疾病住院患者的首位病因是糖尿病。

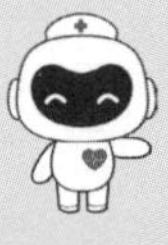

东方宝宝：糖尿病的危害遍及全身，如果血糖控制不佳，可进展为心脑血管病、肾脏疾病及视网膜病变，容易感染、感染不易控制等，严重影响生活质量和寿命。

第三章　糖尿病的治疗

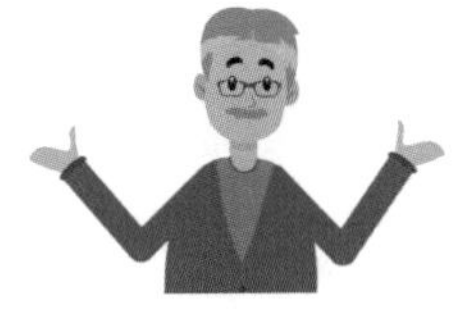

老王：目前常用治疗糖尿病药物能不能介绍一下？

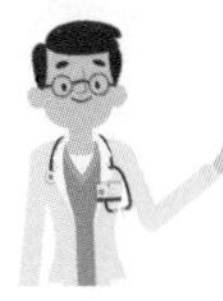

哈特博士：目前，糖尿病药物治疗包括口服药和注射制剂两大类。

1. 口服降糖药

（1）促胰岛素分泌剂：

1）磺脲类：格列本脲、格列齐特及格列吡嗪等；

2）格列奈类：瑞格列奈及那格列奈。

（2）非促胰岛素分泌剂：

1）二甲双胍；

2）噻唑烷二酮类：罗格列酮、吡格列酮；

3）α－糖苷酶抑制剂：阿卡波糖及伏格列波糖。

（3）二肽基肽酶 –4 抑制剂：沙格列汀、西格列汀、维格列汀、利格列汀及阿格列汀。

（4）钠葡萄糖共转运蛋白 2 抑制剂（SGLT–2 抑制剂）：达格列净、坎格列净及恩格列净。

2. 注射制剂

（1）胰岛素：短效、中效和长效胰岛素；

（2）GLP–1 受体激动剂：艾塞那肽、贝那鲁肽及利拉鲁肽。

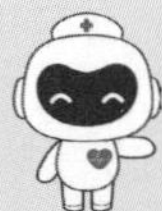

东方宝宝：不同类型降糖药物的药理机制不同，适应人群不同，请咨询专业内分泌科医生，选择合

适的降糖药物。

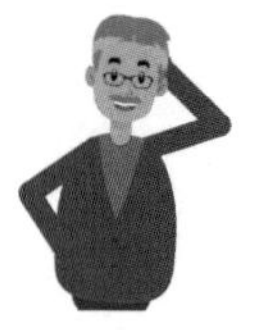

老王：糖尿病能不能治愈？

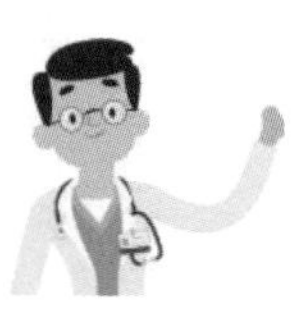

哈特博士：目前，糖尿病还无法治愈，但通过科学合理的治疗和自我管理，大多数糖尿病患者可以具有与正常人相似的生活质量和寿命。

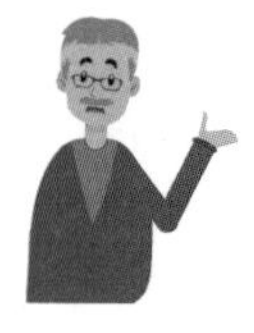

老王：糖尿病怎么治疗？是不是就是打针、吃药？

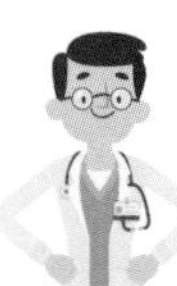

哈特博士：更科学地讲，糖尿病需要综合管理，有5个要点，我们称为“五驾马车”：糖尿病教育、医学营养治疗、运动治疗、药物治疗及血糖监测。

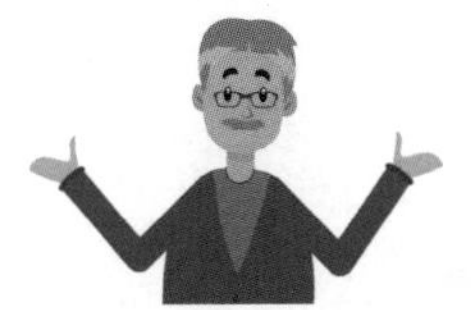

老王：糖尿病的药物治疗是打针好，还是吃药好呢？糖尿病的药物那么多，怎么选呢？

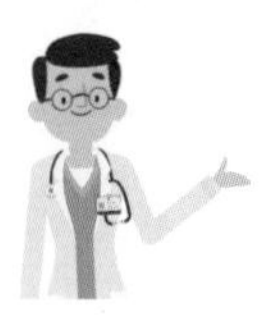

哈特博士：降糖药物的选择，主要考虑两个因素：第一，优先选择已经被证明能够减少糖尿病带来的并发症或死亡的药物；第二，降糖药物的方案要能够恰到好处地控制血糖的水平。至于打针，还是吃药，并不是最重要的决定因素。糖尿病治疗主要是控制血糖达到目标水平，不可能通过一两个药就能根治，这与高血压、血脂异常的治疗一样，都是“控制”，而不是“根治”。因此，糖尿病治疗是一个长期的治疗过程。

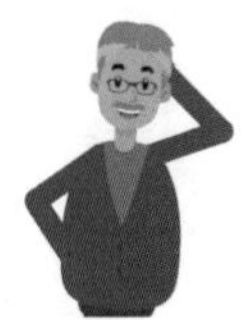

老王：听说血糖高的人，常常也会伴有血压高、血脂高，是这样的吗？

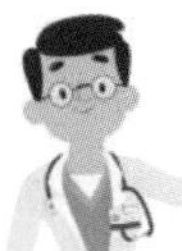

哈特博士：是的。高血糖、高血压、高血脂，俗称“三高”，常常合并存在。如果血糖偏高，或者已经确诊糖尿病，就应该对自己的血压和血脂进行检查，需要同时控制血糖、血压及血脂，才能更好地减少危害。我们要把空腹血糖控制在7.0 mmol/L 以下，餐后 2 小时血糖控制在 10.0 mmol/L 以下，糖化血红蛋白控制在 7.0% 以下。这 3 个数字都达标了，才说明血糖控制好了。单单血糖控制好，还不够，我们要把血压控制在 130/80 毫米汞柱以下，甘油三酯控制在 1.7 mmol/L 以下，总胆固醇控制在 4.5 mmol/L 以下，低密度脂蛋白胆固醇控制在 2.6 mmol/L 以下。

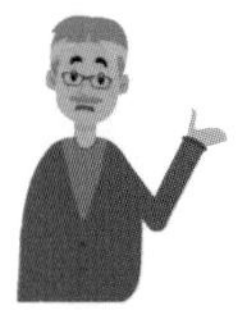

老王：要怎样才能更好地避免并发症的发生呢？

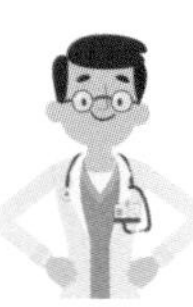

哈特博士：早期筛查，及早地进行“三高”的控制，配合饮食控制和锻炼等生活方式的改变，才能更好地避免并发症的出现。事实上，

很多患者往往是已经出现了冠心病、脑卒中及肾衰竭等并发症，才到医院就诊，然后才检查出糖尿病，而这些并发症的出现往往是糖尿病已经存在多年的后果。因此，早期发现糖尿病和早期筛查并发症，是预防糖尿病产生严重后果的重要手段。

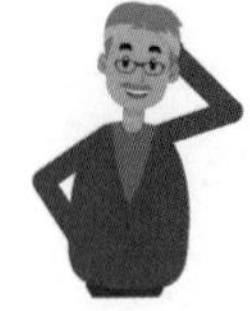

老王：糖尿病患者需要服用阿司匹林吗?

哈特博士：阿司匹林对于预防冠心病、脑卒中的好处应该说是肯定的，只是对于有些患者容易出现消化道出血或其他黏膜出血，这些出血的坏处可能部分抵消了它的好处。我们对于糖尿病合并多个冠心病的危险因素，比如高血压、高血脂、肥胖及吸烟等情况，还是建议要服用阿司匹林；如果已经发生冠心病及脑卒中等，那么阿司匹林是必须服用的。

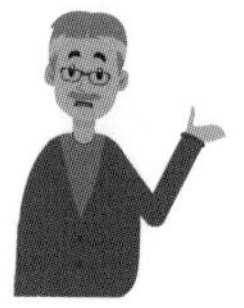

老王：糖尿病患者发生心肌梗死，与没有糖尿病患者发生心肌梗死有什么不同？我们需要注意什么？

哈特博士：糖尿病患者由于合并神经病变，心肌梗死时，可能没有明显的胸痛、胸闷等不舒服，容易被忽视。因此，糖尿病患者如果出现胸闷、乏力、憋气、气喘这样的症状就要怀疑可能已经发生心肌梗死了，要及时到医院急诊室就诊。另外，糖尿病病程比较长的患者也可以在家准备一些急救的药。比如，硝酸甘油，发作时舌下含服1粒再去医院。对于糖尿病病程比较长的患者，或者冠心病高危因素多的患者，平时就应该预防性服用阿司匹林。

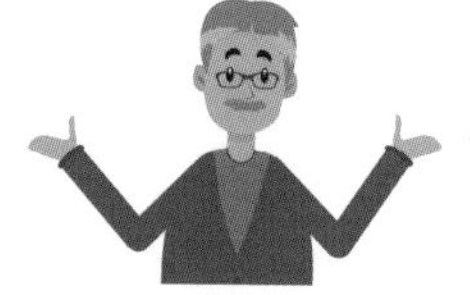

老王：心肌梗死后的糖尿病患者需要特别注意什么？

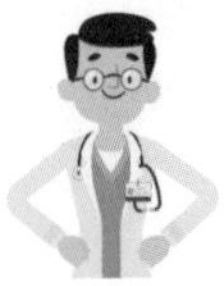

哈特博士：急性心肌梗死，病情不稳定的时候，血糖波动比较大，糖尿病的降糖药物一般选择胰岛素，要密切监测血糖，及时调整。等到心肌梗死病情稳定时，就可以对降糖方案进行调整。这时候我们选择降糖药物，要优先选择已经被证明肯定能改善心血管病预后的药物。比如，“列净”类和“鲁肽”类药物。根据血糖的控制情况，进行多种药物合理组合。

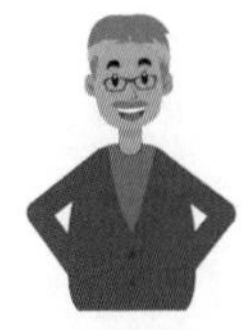

老王：对糖尿病肾病患者饮食上有什么建议？

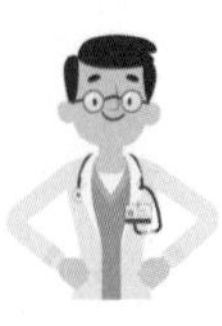

哈特博士：根据肾脏受损程度进行分期，如果肾功能还正常，只是有蛋白尿的阶段，可以正常摄入蛋白，但是不宜过多，不是有蛋白漏出去了就多吃蛋白补回来，因为过多的蛋白摄入实际上会增加肾脏的负担。一旦出现肾功能异常，说明肾脏处理蛋白的能力下降了，那么需要适当控制蛋白的摄入，要根据每个患者的情况进行具体指导。

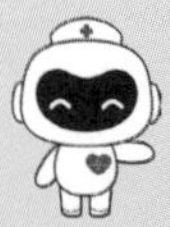

东方宝宝：确诊糖尿病后，治疗上需要综合管理，除了药物治疗，还要注重合理的饮食和运动安排，同时还要监测血糖。管理好体重和血糖，预防并发症，是糖尿病治疗中最重要的核心内容。

第四章　糖尿病的自我管理

老王：什么是糖尿病的自我管理？

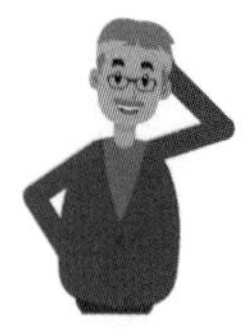

哈特博士：我们前面讲到糖尿病治疗靠“五驾马车”：糖尿病教育、医学营养治疗、运动治疗、药物治疗及血糖监测，这其中绝大部分都是要靠患者自己管理，主要包括饮食管理、运动管理及血糖管理。

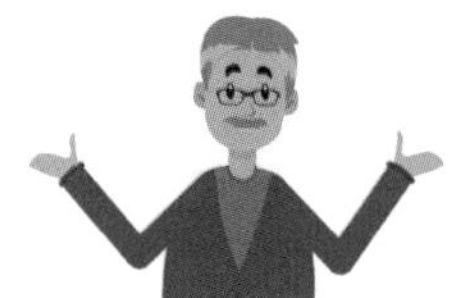

老王：肥胖容易导致糖尿病，那么体重控制在什么水平比较合适？

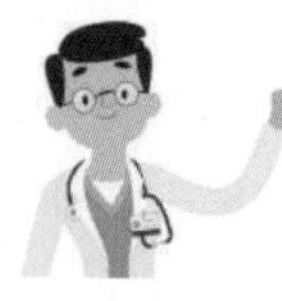

哈特博士：医学上有个体质指数（body mass index，BMI）指标，可以用来指导体重管理，BMI= 体重（千克）/ 身高²（平方米）。例如，身高 1.70 米，体重 70 千克，则 BMI=70/1.7²=24.2。糖尿病患者体重管理目标是 BMI<24 千克 / 平方米。超重 / 肥胖患者减重的目标是 3 ～ 6 个月减轻体重的 5% ～ 10%。消瘦者应通过合理的营养计划达到并长期维持理想体重。

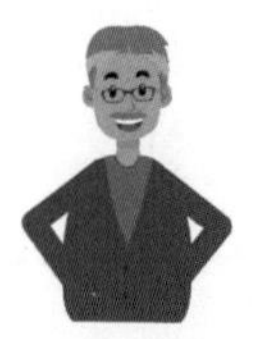

老王：得了糖尿病，还能吃甜的东西吗？饮食上要注意什么呢？

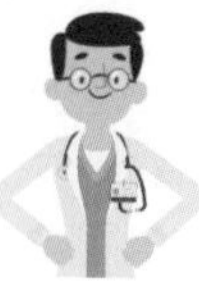

哈特博士：得了糖尿病，并不是绝对不能吃糖，可以少量地吃。糖尿病患者的饮食主要是要控制总的摄入热量，目标是既要达到或维持理想体重，又要满足不同情况下营养需求。超重或肥胖的糖尿病患者，应减轻体重，不推荐 2 型糖尿病患者长期接受极低能量 (＜ 3.35 MJ（800 kcal）/d) 的营养治疗。饮食中由脂肪提供的能量应占总能量的 20% ～ 30%，碳水化合物所提供的能量应占总能量的 50% ～ 65%，肾功能正常的糖尿病患者，蛋白质的摄入量可占 15% ~ 20%，并保证优质蛋白质比例超过 1/3。

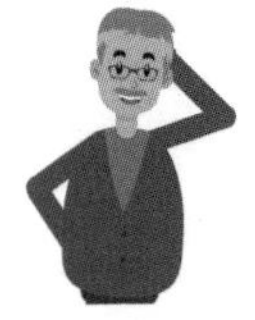

老王：有没有具体一点的饮食指导？

哈特博士：给大家介绍一个很实用的糖尿病患者饮食指导——“一二三四五”：①每天喝“一”袋牛奶，200 ~ 250 毫升；②按照我们的个头大小，如果是中等水平的体力活动情况下，每天的主食应该是“二”百克（200 ~ 250 克），也就是不要超过半斤，这半斤主食不仅包括三餐饭，还包括点心等；③要有“三”份高质量的蛋白，什么是一份高质量的蛋白？一只鸡蛋、一两瘦肉、一两半鱼，都是一份高质量的蛋白，这里的重量都是指生的，不是煮熟以后的重量；④要记住“四”句话：主食要有粗有细、味道要不甜不咸、要少食多餐、不要吃得太饱（七八分饱）；⑤每天要吃“五”百克蔬菜，也就是 1 斤蔬菜。（这一指导由包玉倩教授提供）

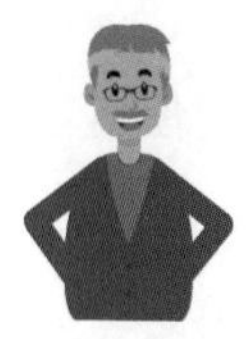

老王：糖尿病怎样进行运动治疗？

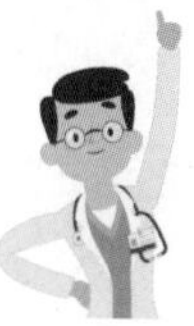

哈特博士：锻炼身体是糖尿病治疗中很重要的部分，但是单靠锻炼身体治疗糖尿病是不够的。建议中等强度体力活动至少保持每周3～5次，每次30～60分钟。中等强度体力活动是指运动时有点用力，心跳和呼吸加快，但不急促的有氧运动。中等强度的体育运动包括：快走、打太极拳、骑车、打乒乓球、打羽毛球和高尔夫球。较大强度运动包括跳快节奏舞蹈、做有氧健身操、慢跑、游泳、骑车上坡、踢足球、打篮球等。

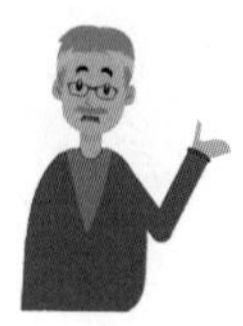

老王：血糖监测的频率应该多少合适？

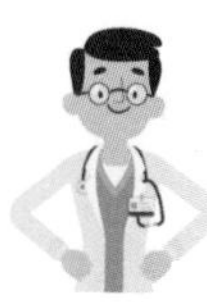

哈特博士：血糖监测是血糖管理中非常重要的环节，不同情况监测的频率要求不同：①血糖控制不佳或病情危重而住院的患者，应

每天监测4～7次血糖或按需监测；②采用生活方式控制血糖的患者，通过血糖了解饮食控制和运动的效果；③使用口服降糖药者可每周监测2～4次空腹或餐后2小时血糖；④胰岛素治疗的患者，适当加强血糖监测；⑤特殊人群（围手术期患者、低血糖高危人群、危重症患者、老年患者、1型糖尿病等）的监测，应根据病情进行个体化监测。

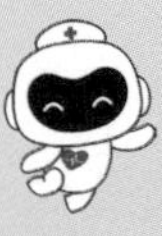

东方宝宝：糖尿病治疗“五驾马车”，缺一不可，只有自己积极主动地管理饮食、运动、体重及血糖，才能让糖尿病的并发症远离我们。

第四篇　心肺复苏和自动体外除颤仪

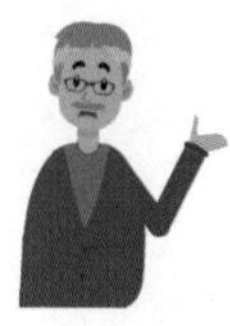

老王：哈特博士，在公众场合看到突然倒地的人，我们应该怎么办呢？

自动体外除颤仪科普小视频

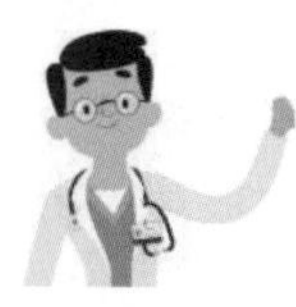

哈特博士：对于突然倒地的人，我们应该第一时间在确定周围环境安全后，评估他的意识、脉搏和呼吸。

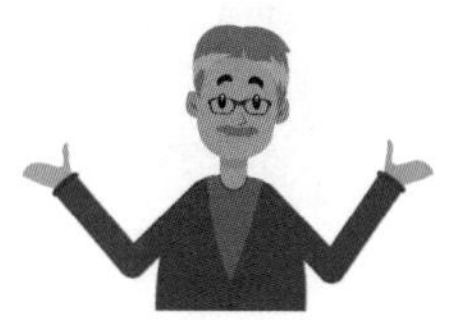

老王：那具体应该怎么评估呢？

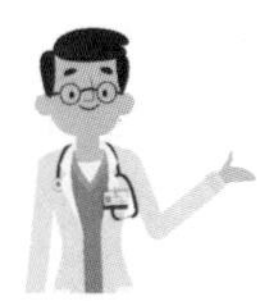

哈特博士：首先，轻拍患者肩膀，大声呼唤："你还好吗？"，看他有没有反应。其次，判断脉搏。最简便快速的方法是触摸颈动脉搏动是否消失。触摸颈动脉方法很简单，站在被救助者的右侧，颈动脉在喉结两侧2～3厘米处，触摸时一手轻按被救助者前额，一手轻按颈动脉。注意触摸时不能用力过度，如果触摸不到动脉搏动证明心跳已经停止。同时判断呼吸，用你的面部贴近救助者口鼻处，感受是否有气流，从而判断是否存在呼吸停止。

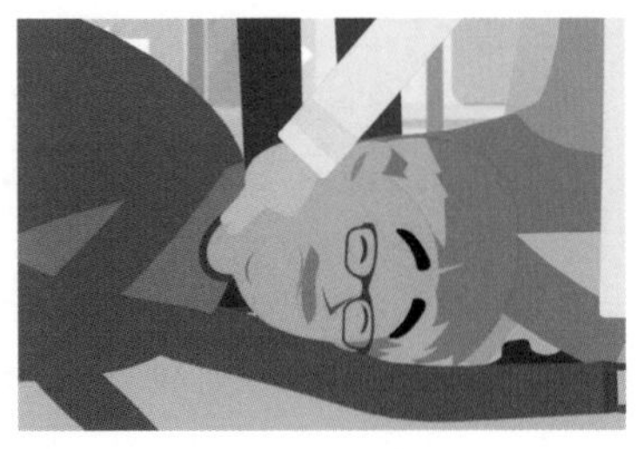

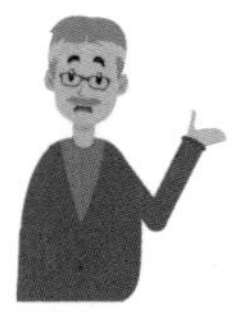

老王：如果发现倒地的人没有了脉搏，我们应该做什么？

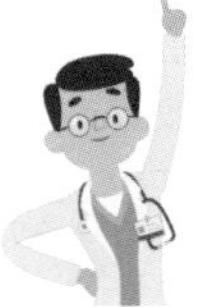

哈特博士：如果现场只有一名施救者，周边也没有其他人，请立即拨打“120”急救电话，交待清楚所在的地点，然后马上开始进行心肺复苏抢救。如果周边有其他人，应该立刻呼救，请其他人拨打

“120”急救电话。如果发生在公共场所，如地铁、火车站及电影院等场所，应该请周边的人立即拨打“120”，并呼叫工作人员，配备自动体外除颤仪（AED）的场所应让工作人员立即把除颤仪取来备用。

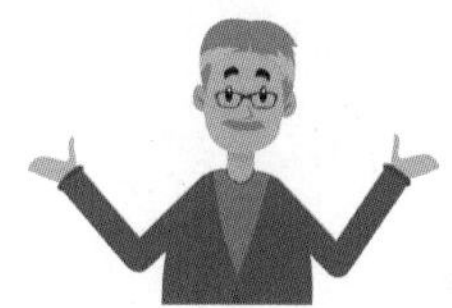

老王：如果有 2 名以上施救者，我们应该怎么做？

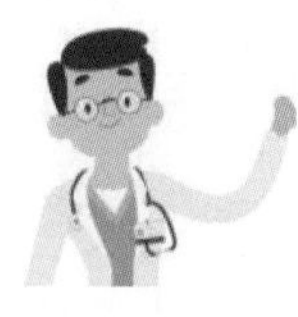

哈特博士：如果有 2 名以上的施救者，应该立即呼救和施救同时进行，能够最大限度地缩短等待的时间。

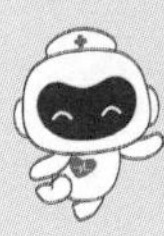

东方宝宝：立即行动起来，发动周围的人，一起来帮助别人。

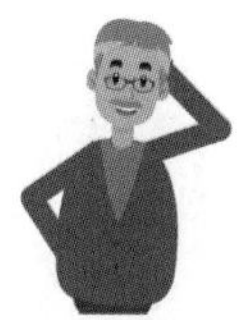

老王：我们应该如何对心跳骤停者施救呢？

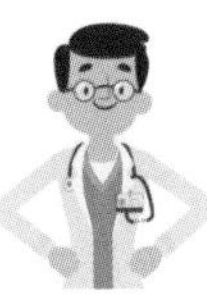

哈特博士：应该马上对患者进行心肺复苏术。

心肺复苏术是针对心脏和呼吸骤停采取的救命技术，目的是为了恢复患者自主呼吸和体内血液自主循环。心脏骤停一旦发生，如得不到即刻及时的抢救复苏，4 ~ 6 分钟后会造成患者脑和其他重要器官组织的不可逆损害。因此，心脏骤停后的心肺复苏必须在现场立即进行，为进一步抢救而赢得最宝贵的时间。

心肺复苏的CAB法则是三个英文单词的首字母，分别为：

（1）C–Circulation 循环，即要求通过胸外按压，保证心脏基本射血功能，维持体内血液循环，最终目的是保证体内重要器官的基本血液供应。

（2）A–Airway 气道，即要求保持气道通畅，要注意清理口腔呕吐物，采取仰额抬颏法（救护人员用左手按住患者的前额，右手将患者的下巴托起），使呼吸道保持顺畅。

（3）B–Breathing 呼吸，即口对口人工呼吸，每次吹气要看到胸廓有起伏，但也不要用力过猛，保证氧气输送到肺组织。

心肺复苏术
科普小视频

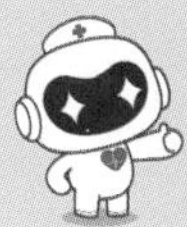

东方宝宝：及时有效的心肺复苏能够使我们抢救心脏骤停患者的成功概率大大提高。

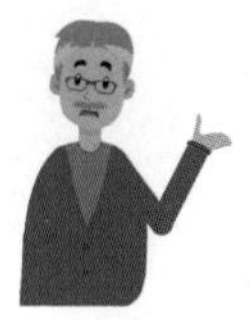

老王：胸外按压有什么用处？

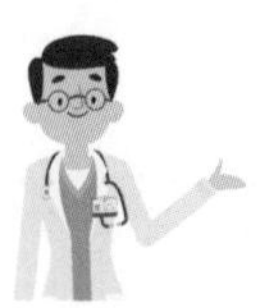

哈特博士：胸外按压的目的是通过胸部外力来临时挤压心脏射血，帮助突然罢工的心脏（心脏骤停）完成向心、脑、肾等各个器官泵血的任务。

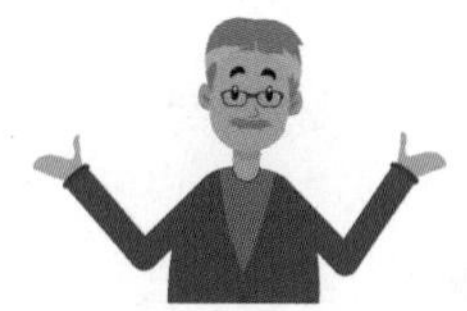

老王：那怎样进行有效的胸外按压呢？

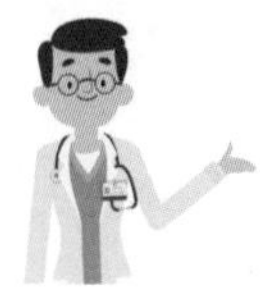

哈特博士：一只手掌根在患者胸部中央，胸骨下半部，另一只手掌根置于第一只手上，伸直双臂，双肩位于双手正上方（见右图），两只手掌

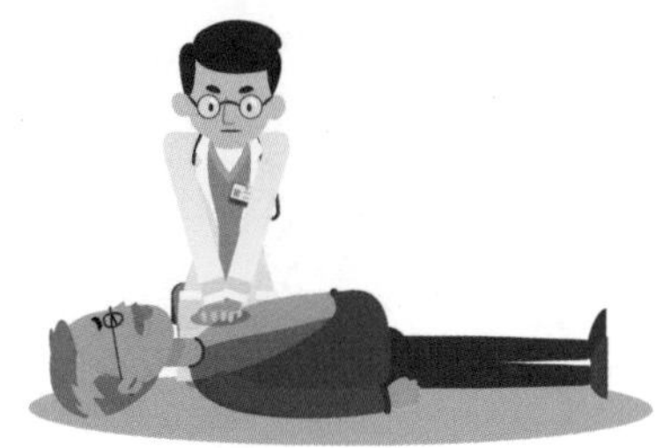

要平行，不能交叉。用力快速按压：每分钟 100 ~ 120 次，深度 5 ~ 6 厘米；每次按压后，让胸廓完全回弹；尽量减少按压中断。

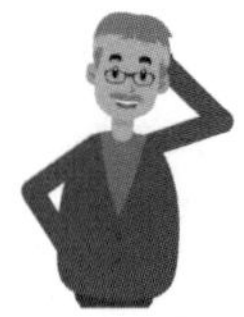

老王：是不是只要进行胸外按压就可以了？

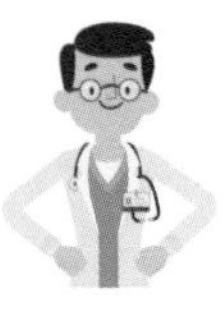

哈特博士：如果患者没有了呼吸，同时进行人工呼吸能够提高抢救的成功率。方法是一只手抬起下颌，开通患者气道，另一只手捏紧患者鼻翼，深吸一口气，双唇紧包患者口唇，吹气持续 1 秒以上。每 30 次胸外按压后，开放气道并给予 2 次人工呼吸。

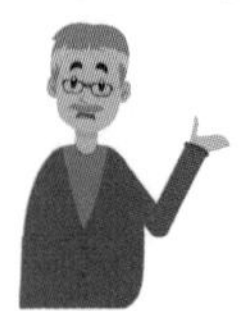

老王：实施胸外按压、开放气道以及人工呼吸后，发现被抢救者还是没有脉搏，这究竟是什么情况？

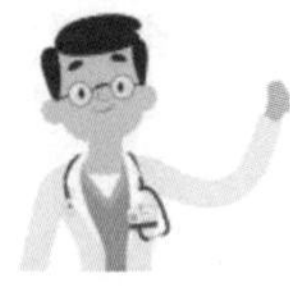

哈特博士：如果我们进行了高质量的心肺复苏，被救者仍无脉搏，很有可能是发生了致命性心律失常（如心室颤动）。

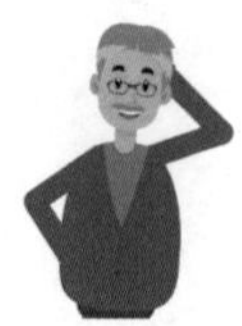

老王：听说心室颤动很危险，究竟什么是心室颤动?

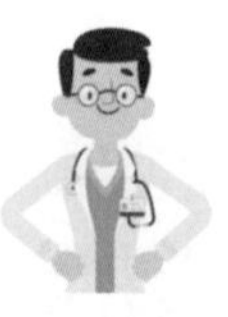

哈特博士：心室颤动是一种致命性的心律失常，心脏的电活动变得不规则，心肌以一种快速、非同步的方式颤动，致使心脏即刻丧失有效的机械收缩，所以心脏无法将血液泵入人体组织和器官（尤其是心脏和大脑）。如果不能及时终止心室颤动，短时间内就会危及生命。

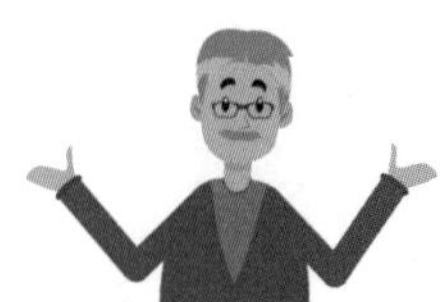

老王：如果发生心室颤动，我们应该怎么办?

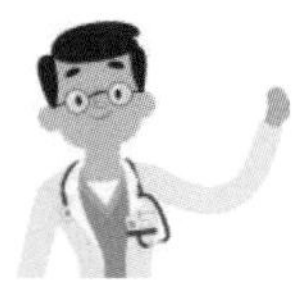

哈特博士：一旦发生心室颤动，需要实施快速电除颤、高质量的心肺复苏、有效的高级生命支持（包括快速稳定和转运患者去接受多学科心脏骤停后治疗），来提高患者的生存概率。

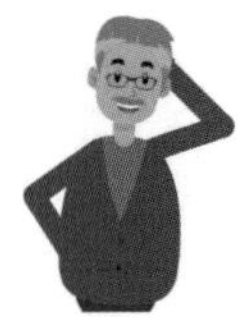

老王：如果因为反复心室颤动发生晕厥，应该怎么救治？

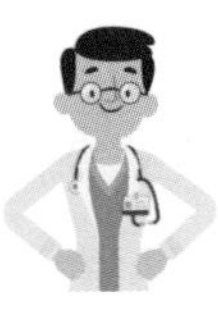

哈特博士：这种情况下建议尽早送至医院，对基础疾病及早诊断和治疗。如果明确为心室颤动造成的心源性晕厥，强烈建议行埋藏式心脏转复除颤器（implantable cardioverter defibrillator，ICD）植入术来预防心脏性猝死。

老王：植入ICD以后，患者再次出现晕厥，ICD能否记录到当时心律失常的表现？

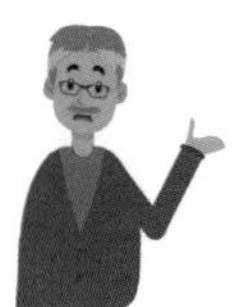

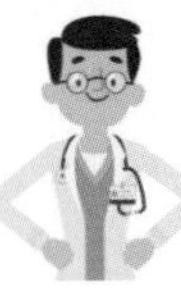

哈特博士：能。ICD 能将心律失常过程完整记录在机器中，无论是对诊断，还是治疗，都有非常大的帮助。

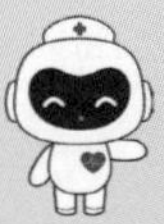

东方宝宝：心室颤动是一种致命性的心律失常，一旦发生，需要实施快速除颤、高质量心肺复苏、有效的高级生命支持，从而提高患者的生存概率。ICD 植入术是治疗心室颤动，防治心脏性猝死的最有效方式。

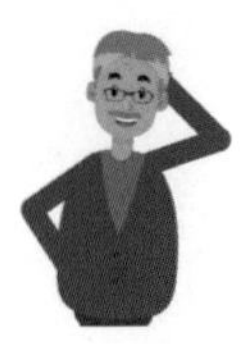

老王：公共场所经常能够看到标有 AED 的器械，听说与急救有关，但 AED 究竟是什么？

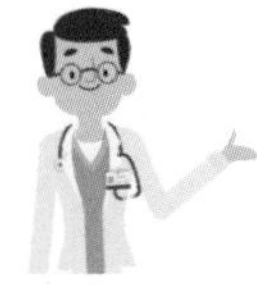

哈特博士：AED 是自动体外除颤仪（automated external defibrillator）的缩写，许多人流量大的公共场所都配备了 AED，它能够大大提高我们对心脏骤停患者的救治成功率。

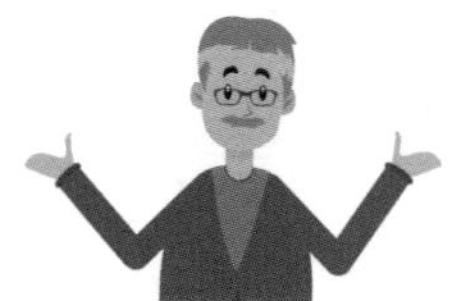

老王：AED为什么能帮助我们提高心脏骤停患者的救治成功率？

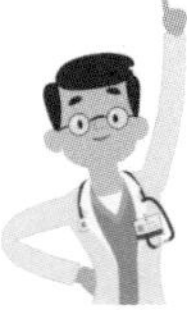

哈特博士：急救"黄金三分钟"，就是指心脏骤停超过一定时间，会对人体重要脏器造成不可逆的损伤，特别是脑损伤。因此，及时实施除颤，终止恶性心律失常，是心脏骤停救治的重要环节之一。但并非所有场所都有专业医护人员随时在场，全民掌握AED使用，对提高心脏骤停患者的救治成功率至关重要。

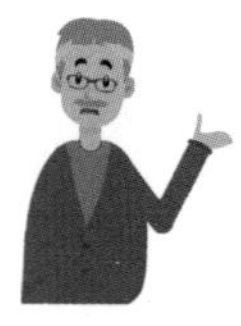

老王：什么情况下需要使用AED？

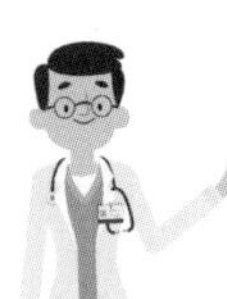

哈特博士：在我们进行了有效的胸外按压、开放气道，以及人工呼吸后，发现被抢救者仍没有脉搏，这个时候就应该考虑使用AED。

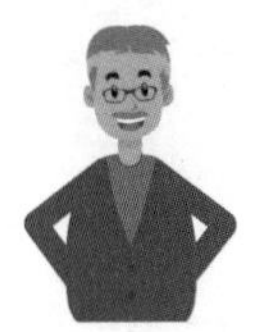

老王：为什么心脏骤停时使用 AED 能恢复正常心跳？

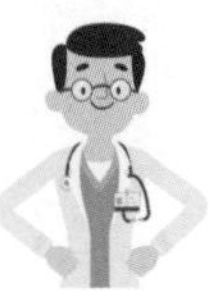

哈特博士：AED 分析心律来识别对电击治疗有反应的心律（也称为可电击心律）。如果确认为心室颤动，该装置瞬间释放高压电流经胸壁到心脏，电击终止心室颤动并重置心脏传导系统，从而有助于恢复心脏正常的节律，使心脏维持有效收缩并泵血。

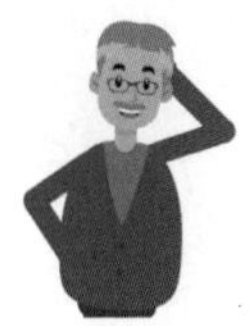

老王：AED 会不会在使用过程中突然没电了？

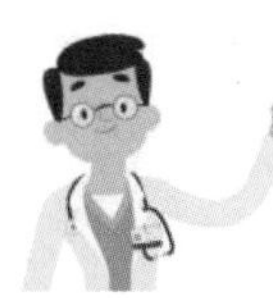

哈特博士：不会。公共场所的 AED 会定期检测，确保有电并且在一次施救中足够使用。

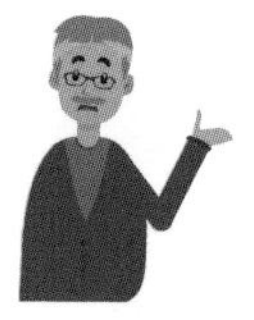

老王：如果患者心脏骤停，使用AED除颤后，皮肤上会留痕迹吗？

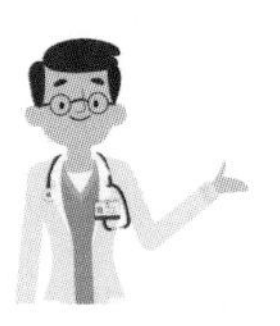

哈特博士：AED释放一定的能量来终止心室颤动，有5/6的能量会作用在组织上，可能造成表皮一些红印及疼痛感，但很快就会恢复，损害微乎其微，并非不可逆的烫伤或电击伤。相比而言，除颤救人一命带来的获益更大。

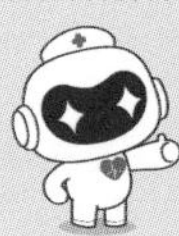

东方宝宝：及时正确使用AED有助于提高心脏骤停患者的救治成功率。

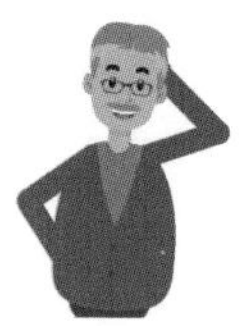

老王：AED的使用很复杂吧，我怕我不会用啊。

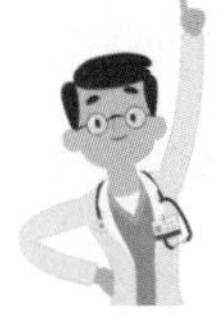

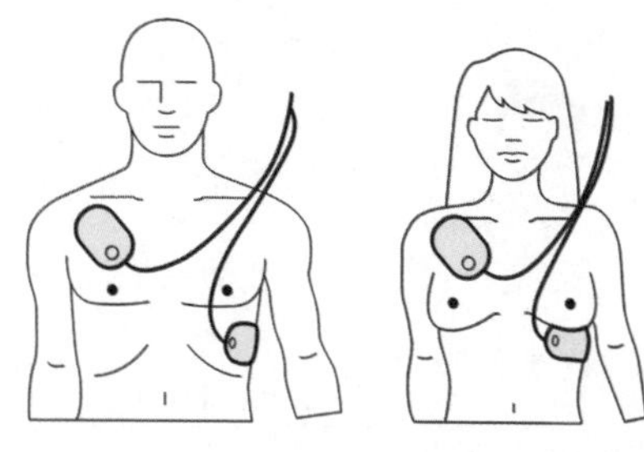

哈特博士：AED 的使用很简单，打开主机，就会有语音提示，重要的是电极黏贴的位置：通常而言，两块电极板分别黏贴在右胸上部和左胸左乳头外侧（见右图）。

电极片的位置放置正确后，AED 机器自动开始识别心电图，如需要除颤时，机器会发出即将除颤的提示，并提示按下除颤的按钮。此时，不要让任何人触碰患者的身体，除颤后，机器会提示可以继续进行胸外按压。

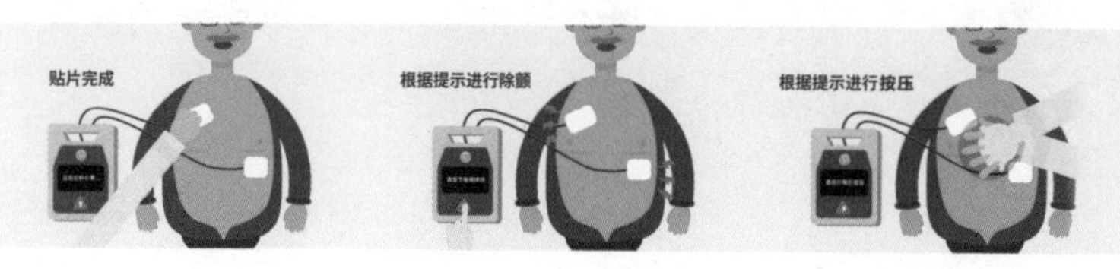

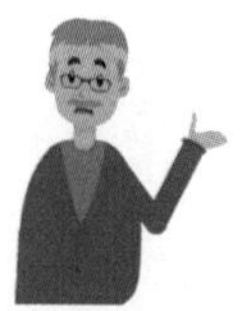

老王：AED 使用挺简单的，那么是不是对心脏骤停的患者，我们可以不要进行胸外按压，直接进行 AED？

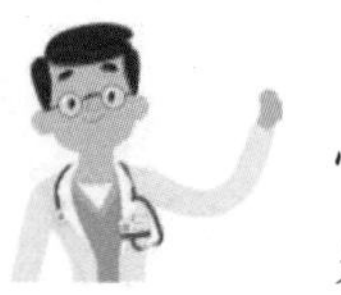

哈特博士：不能，电击只能使部分严重心律失常的患者恢复心律，但并不能使心脏无搏动的患者恢复心律。因此，胸外按压是救治的基础。

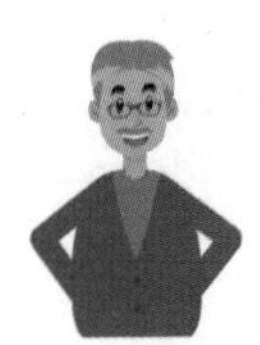

老王：胸外按压和人工呼吸是抢救的基础，而AED能够进一步提高救治的成功率。

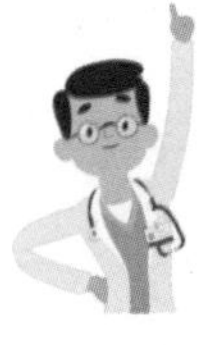

哈特博士：学会使用AED，能够让我们挽救更多心脏骤停患者。

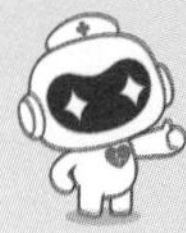

东方宝宝：及时正确使用AED有助于提高心脏骤停患者的救治成功率。

第五篇　心肌梗死

第一章　急性心肌梗死诊断

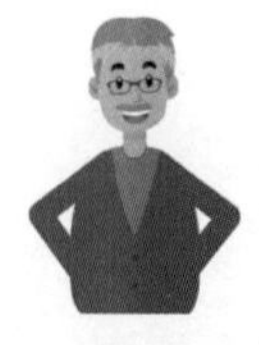

老王：据报道，很多名人猝死的原因都是心肌梗死，那什么叫心肌梗死呢？

心肌梗死
科普小视频

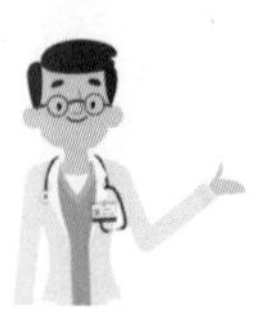

哈特博士：冠状动脉（简称冠脉）是心脏的“供水管路”，是负责心脏血液供应的血管。多种原因可导致冠脉腔内出现粥样硬化斑块，如同水管出现垃圾堆积一样，如果不及时干预，就会出现排水不畅，而某些诱因致使斑块破裂，形成血栓并导致冠脉完全闭塞，如同水管完全堵塞后完全不能排水一样，则会导致心肌细胞缺血坏死，此时称为“心肌梗死”。

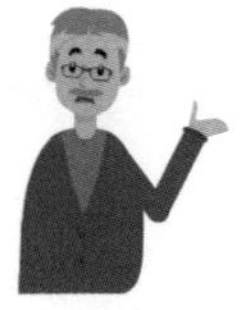

老王：我平时身体好好的，怎么就突然发生心肌梗死了呢？

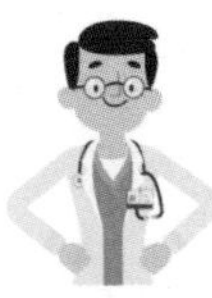

哈特博士：其实，没有一种疾病是突然就得了，只是机体的代偿功能很强大，直到病变严重到无法代偿，才发生心肌梗死。血管的重度狭窄可以在短时间加重，导致血管完全堵塞。有的患者在发病前有胸闷、胸痛等症状，有的患者确实没有明显的症状。

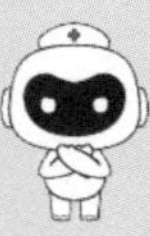

东方宝宝：心肌梗死是负责心脏血液供应的血管完全闭塞导致心肌细胞缺血坏死，称为“心肌梗死”。

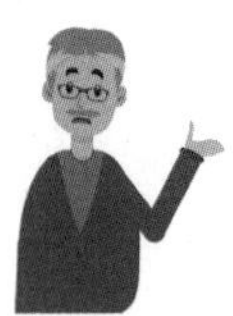

老王：有什么样的表现该考虑有心肌梗死的可能呢？

哈特博士：心肌梗死最典型的症状是不同程度的胸痛和不适、虚弱、出汗、晕眩、呕吐及心跳不稳定，有时心肌梗死也会导致晕厥。胸痛是最常见的症状，很多人一般将它描写为挤压、紧缩、呼吸困难的感觉。

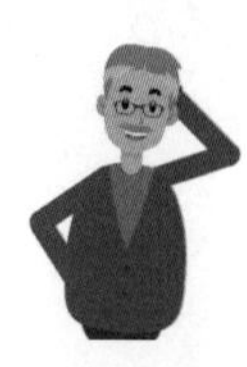

老王：有朋友经常牙痛，但是口腔科说没有问题，建议看心脏科，为什么呢？

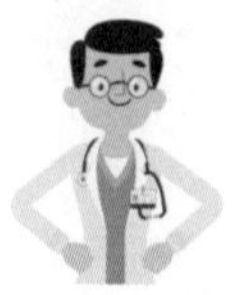

哈特博士：心肌梗死有时下颌、颈部、臂膀、背部和腹部也会发生疼痛，尤其是左臂或颈部容易发生疼痛。心肌梗死造成的胸痛往往长于30分钟。

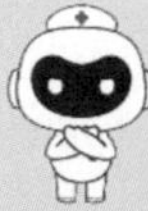

东方宝宝：心肌梗死最典型的症状是有不同程度的胸痛，但有时也会有下颌、颈部、臂膀、背部和腹部疼痛。一旦出现类似情况，应警惕心肌梗死的发生。

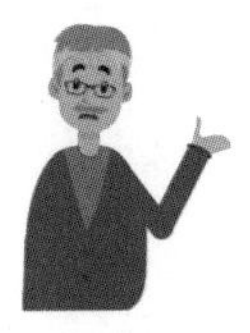

老王：我有高血压，喜欢吸烟，是不是容易发生心肌梗死？

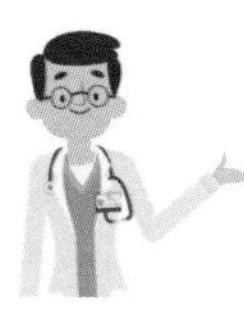

哈特博士：急性心肌梗死的危险因素有高血压、糖尿病、血脂异常及吸烟等，心血管病家族史也是危险因素。诱因主要有过劳（心肌耗氧量急剧增加，并诱发斑块破裂）；情绪异常（激动、紧张、焦虑、愤怒等）；暴饮暴食；寒冷刺激；便秘；吸烟及大量饮酒等。

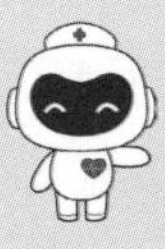

东方宝宝：心肌梗死有很多危险因素，还有很多诱发因素，需要我们提倡健康生活方式，控制危险因素，减少诱发因素，从而预防心肌梗死的发生。

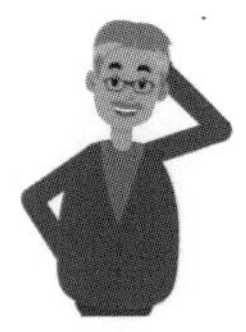

老王：我父亲因为心肌梗死去世，我也会发生心肌梗死吗？

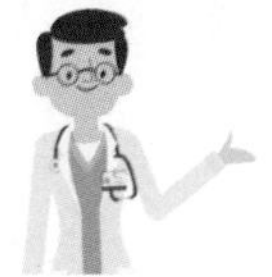

哈特博士：冠心病有遗传倾向，家里有心肌梗死的患者，特别是发病年龄较早的，子女相应患病风险增加。当然，这也只是一个概率性事件，并非是家里有心肌梗死的，其他人就一定会得。不必过于担心，特别是在改善不良生活方式后，加上积极锻炼身体，监测、控制血压、血脂及血糖等，完全有可能一辈子健健康康地生活。

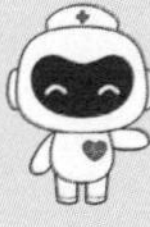

东方宝宝：冠心病和心肌梗死有遗传倾向，但是通过积极控制危险因素，也可能很好地生活。

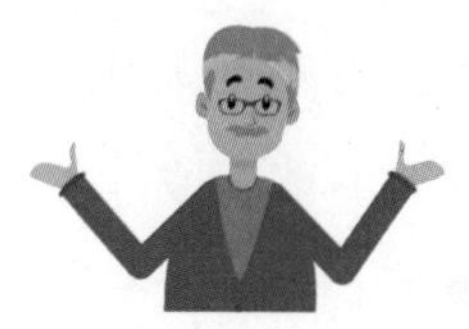

老王：心肌梗死为什么这么可怕，大家会谈心肌梗死色变呢？

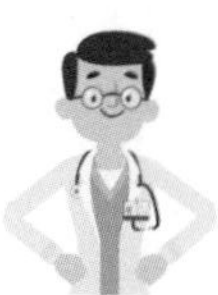

哈特博士：急性心肌梗死随时可能诱发心力衰竭或心脏骤停。心肌梗死的常见并发症包括心律失常、心脏破裂、心力衰竭、室壁瘤及瓣膜乳头肌功能不全等。急性心肌梗死病死率、致残率高，早期容易发生猝死。因而，被称为生命杀手。

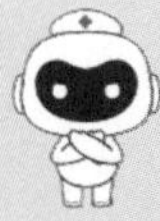

东方宝宝：急性心肌梗死死亡率高，被称为生命杀手。一旦怀疑心肌梗死，应立即就诊。

第二章　心肌梗死的自我救治

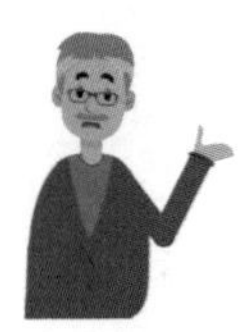

老王：我有时候会有胸闷、胸痛发作，我怎么知道自己是不是心肌梗死发作了呢？

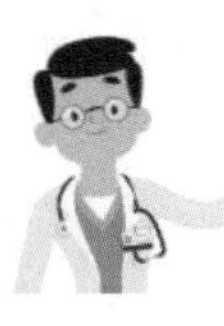

哈特博士：急性心肌梗死最常见的表现就是持续性胸痛、胸闷气短，部位在胸前中间的部位，有一种压住或者紧缩的感觉，常伴大汗。重症者可发生意识丧失，甚至猝死，含服硝酸甘油无法缓解。

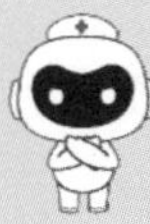

东方宝宝：一旦出现胸痛发作持续 15 ~ 30 分钟以上，含服硝酸甘油无法缓解，应警惕发生心肌

梗死的可能，必须立即就近医院就诊，心电图检查常可协助早期识别心肌梗死。

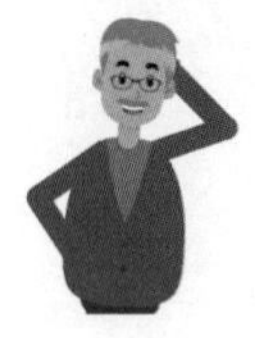

老王：胸痛发作时该怎么办？

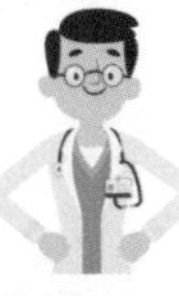

哈特博士：一旦发生剧烈胸痛，可以立即含服硝酸甘油。若胸痛不改善，应警惕发生心肌梗死的可能，应该立即拨打“120”，送至胸痛中心就诊。

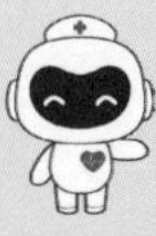

东方宝宝：硝酸甘油的起效时间一般在5分钟左右，如果服药后症状无法完全缓解，可以间隔5分钟再次服用。如果仍然无法缓解，同时伴有以上典型的症状，需要马上去医院胸痛中心就诊。

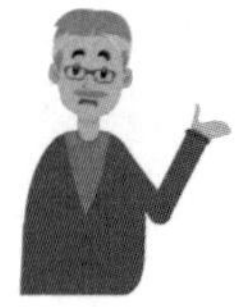

老王： 胸痛常在后半夜或者凌晨发作，看病不方便，而且晚上都是急诊，没有心脏专科医生，能不能等到白天再去看？

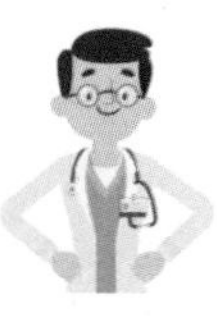

哈特博士： 急性心肌梗死发生后，留给我们抢救的时间其实很短。心肌梗死后，心肌的血液供应中断，如果不及时恢复，心肌坏死的面积就会变大，这也是心肌梗死死亡率高的重要原因。我们常说“时间就是心肌，时间就是生命”，治疗一定要越早越好，千万不能等待。急性心肌梗死抢救的“黄金时间”为 120 分钟，从发病至开通梗死血管如能在 120 分钟内完成可大大降低病死率和致残率，取得良好的治疗效果。

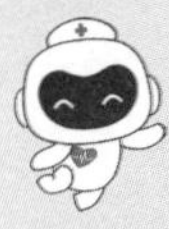

东方宝宝： 急性心肌梗死都是危重疾病，救治刻不容缓，不能耽搁。而且现在全中国都在建设胸痛中心，就是为了全天候为胸痛患者更好地服务。一旦发病，应就近送去胸痛中心就诊。

第三章　急性心肌梗死的治疗

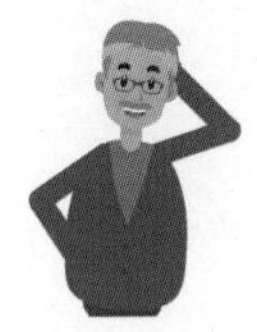

老王：我身边现在有很多人都植入了支架，急性心肌梗死是不是一定都要植入支架？

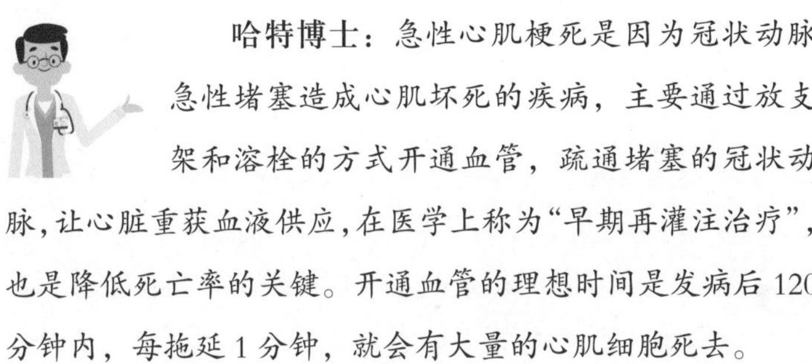

哈特博士：急性心肌梗死是因为冠状动脉急性堵塞造成心肌坏死的疾病，主要通过放支架和溶栓的方式开通血管，疏通堵塞的冠状动脉，让心脏重获血液供应，在医学上称为“早期再灌注治疗”，也是降低死亡率的关键。开通血管的理想时间是发病后120分钟内，每拖延1分钟，就会有大量的心肌细胞死去。

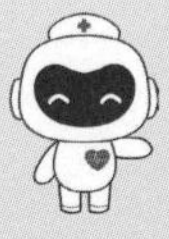

东方宝宝：急性心肌梗死最有效的治疗是通过溶栓、放支架等方式的再灌注治疗，让心脏重获血液供应。“时间就是心肌，时间就是生命”。一旦出现急性心肌梗死，只要条件允许，应该尽可能早地接受再灌注治疗，越早效果越好。

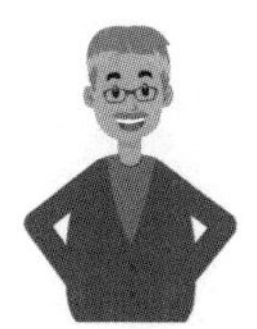

老王：植入支架，是不是就一劳永逸，万事大吉了？

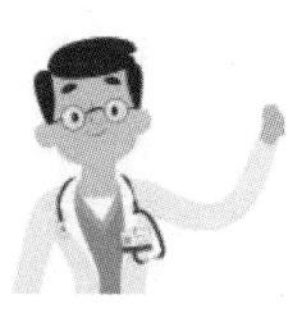

哈特博士：心肌梗死只要确诊，无论是否植入支架，都需要长期服药避免心血管事件再发生。通过植入支架或冠脉搭桥来恢复血流后，除了继续维持健康的生活方式外，还需要长期服药。这样，就可减少或延缓冠状动脉再次堵塞，减少症状，改善生活质量。

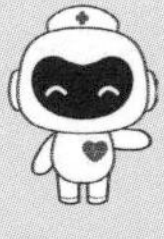

东方宝宝：植入支架或搭桥手术只是治疗的一部分，目的是开通闭塞血管，之后仍需要依靠健康的生活方式，长期规范用药。

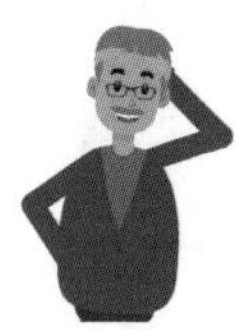

老王：心肌梗死植入了支架，以后还会复发吗？

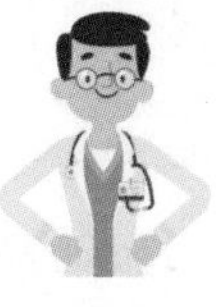

哈特博士：心肌梗死通过支架或搭桥只是选择性开通了闭塞血管，如果以后控制不好，一方面，植入支架的动脉血管或搭桥的血管可能会发生再次狭窄，甚至发生再次闭塞。另一方面，未植入支架或搭桥的其他血管今后也可能出现新发的动脉粥样硬化狭窄甚至加重，如果血管内的粥样硬化斑块破裂阻塞血管就会再次形成急性心肌梗死。因此，心肌梗死之后切记，不能停药！

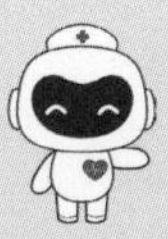

东方宝宝：植入支架或搭桥手术只是最初治疗的一部分，但不是全部，也不代表植入支架或者搭桥后就万事大吉了，控制不佳依然有再次发生心肌梗死的风险。针对冠心病，我们需要树立慢性病管理的正确观念。

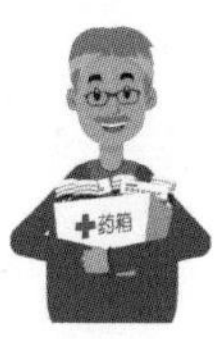

老王：心肌梗死之后要服用好多药，不知道哪些药是必须要服用的？

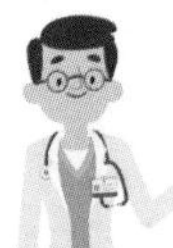

哈特博士：心肌梗死后服用药的主要目的有两个：一是防止血管再次闭塞，包括血栓和动脉粥样硬化进程的加重；二是促进心脏的修复，防止心脏扩大和心力衰竭。心肌梗死后需要长期药物治疗，包括抗血小板药物、β受体阻滞剂、血管紧张素转化酶抑制剂或血管紧张素Ⅱ受体拮抗剂以及调脂药。绝大部分药物需要终身服用。

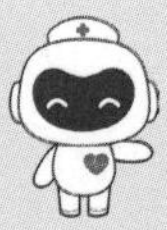

东方宝宝：心肌梗死后需要长期服用药物，具体使用药物及剂量调整需要就诊心脏专业医生。

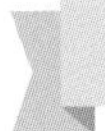

第四章　急性心肌梗死后的自我管理

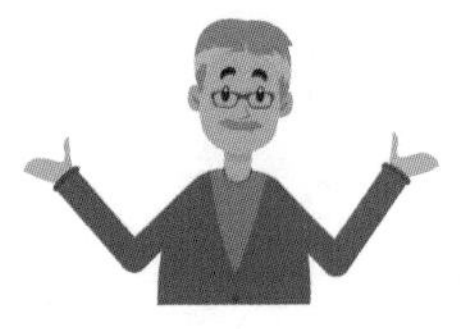

老王：很多患者担心，发生心肌梗死后什么事都做不了，是这样吗？

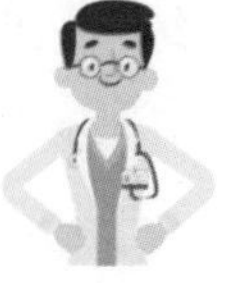

哈特博士：对于发生急性心肌梗死的患者，通过及时开通闭塞的血管，挽救了绝大部分心肌，并经过积极的药物治疗，有相当一部分患者，心脏功能可以恢复正常；部分患者心脏功能较心肌梗死前有比较明显的下降，在药物治疗后，会有一定程度的改善，通过医生评估后方可逐步恢复工作和运动。

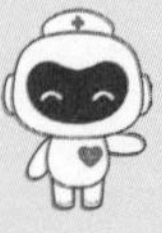

东方宝宝：心肌梗死是一种致死率、致残率都非常高的疾病，一定要引起重视，但很大一部分患者通过积极治疗和康复，能够恢复正常的工作。

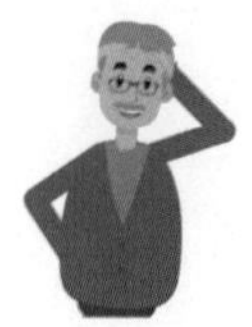

老王：装进血管的支架会掉下来吗?

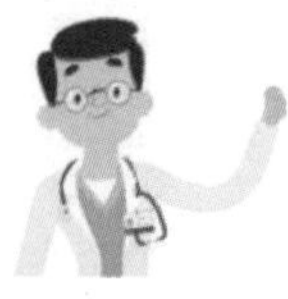

哈特博士：有些患者担心放完支架，干不了活了；有些担心支架掉出来；有些担心支架折断。其实，放支架与能不能干活没有直接关系，支架植入血管即与血管紧密贴合，是掉不下来的，也很少发生断裂，不会影响运动和工作。

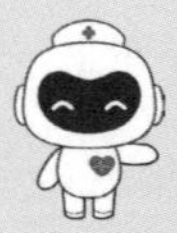

东方宝宝：装完支架后的血管会有内皮化修复的过程，血管和支架之间会慢慢包绕、融合，不必担心植入的支架脱落或移位。

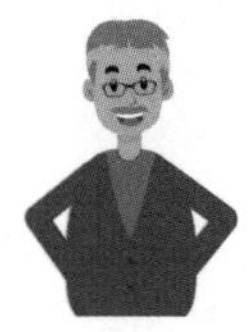

老王：心肌梗死患者平时需要注意些什么呢？

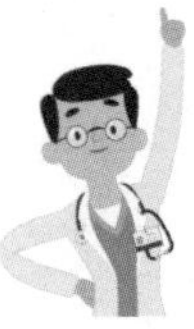

哈特博士：心肌梗死患者治疗稳定后，回家继续康复治疗。总的原则是做到“三要”“三不要”。

“三要”：①要按时服药，定期复诊；②要保持大便通畅；③要坚持体育锻炼。

“三不要”：①不要情绪激动；②不要过度劳累；③不要抽烟、饮酒或饱食。

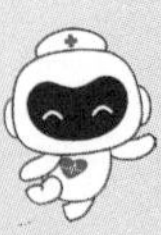

东方宝宝：心肌梗死毕竟是重病，生活中要注意两个问题，第一个是健康的生活方式，第二个是要给心脏一个修复的时间，循序渐进，适度锻炼。

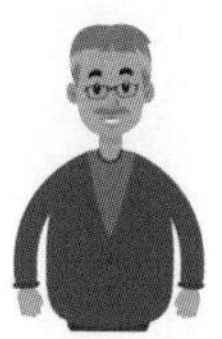

老王：心肌梗死急性期，饮食方面需要注意什么？

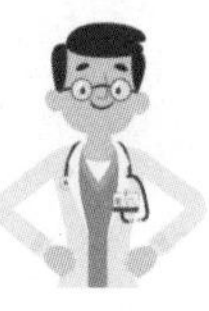

哈特博士：心肌梗死后应注意钠、钾平衡，适当增加镁的摄入，以防止或减轻并发症，尤其是心律失常和心力衰竭的发生和发展；一般建议低盐饮食，有心功能不全的，适当限制钠盐。此外，应适当多摄入一些粗粮及粗纤维食物，保持大便通畅。

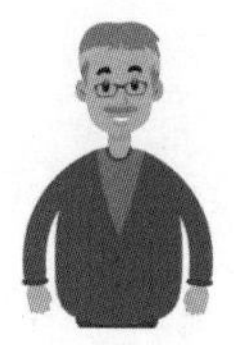

老王：心肌梗死稳定后，饮食方面需要注意什么？

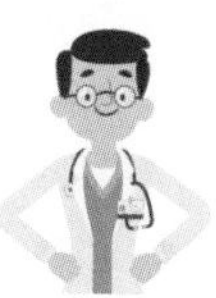

哈特博士：应控制热量食物的摄入，减轻体重。避免食用过多的动物脂肪及含胆固醇较高的食物。控制食盐摄入，咸菜、豆酱、香肠及腌肉等最好不吃或少吃。戒烟、限酒及减少刺激性食物。

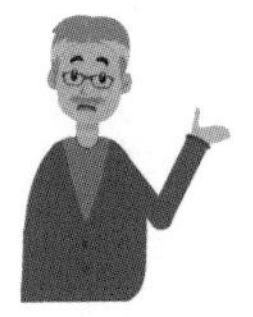

老王：急性心肌梗死伴心功能不全时应如何注意饮食？

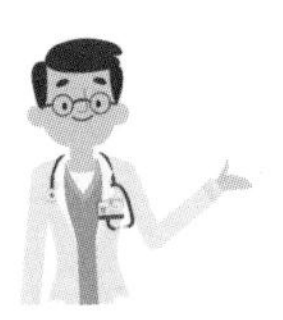

哈特博士：急性心肌梗死伴心功能不全时常有胃肠功能紊乱，更需要注意饮食调整。发病开始的 1 ～ 2 天，流质或半流质饮食。心功能好转以后，可逐渐增加蛋白质饮食。随着病情的恢复，可选择低盐、低脂、易于消化的饮食。

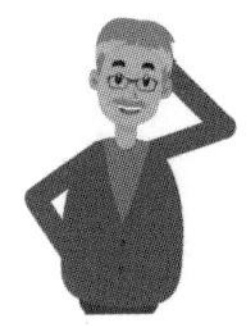

老王：我们平时需要注意些什么来预防心肌梗死呢？

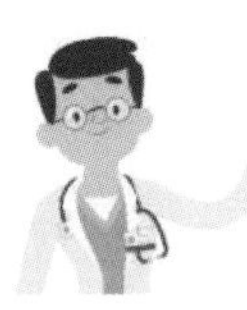

哈特博士：首先，要控制好冠心病的危险因素，如管理好血压、血糖、血脂水平。血压要控制在 140/90 mmHg 以下，空腹血糖维持在 7.0 mmol/L 以下，还要避免血压及血糖波动，低密度脂蛋白胆固醇降低到 1.8 mmol/L 以下，最新的研究建议心肌梗死后低密度脂蛋白胆固醇降低到 1.4 mmol/L 以下。

其次，避免过劳，不沾恶习。戒烟（包括“二手烟”），限制饮酒，规律生活作息。

第三，适当锻炼，持之以恒。推荐有氧运动，避免剧烈运动。

第四，注意保暖，增强免疫力。寒冷天气避免户外活动。

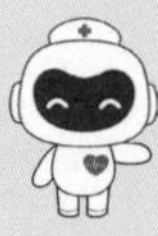

东方宝宝：健康的生活方式对于预防疾病非常重要，对于已知的危险因素必须积极控制。

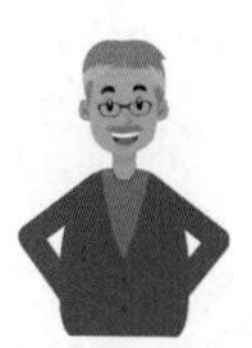

老王：心肌梗死后还可以运动吗？

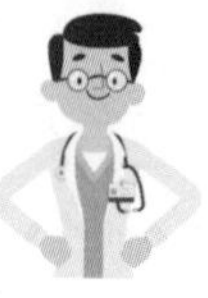

哈特博士：心肌梗死后进行适当的体育运动，有诸多益处。适量运动可以：①改善心肌供血，提高心脏储备能力，减少病死率、心绞痛发作等。②改善心肌梗死患者的身心状态，增强机体康复信心。③有助于控制冠心病危险因素，如高血压、高血糖和高血脂等，延缓冠心病发展。但是，要注意量力而行，咨询专业医生选择合适的运动项目和强度。

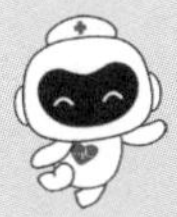

东方宝宝： 心肌梗死后运动康复也是非常重要的。

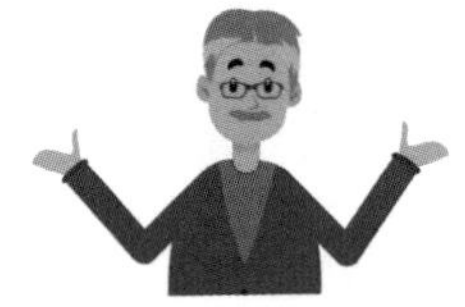

老王： 心肌梗死后如何做到科学的运动康复？

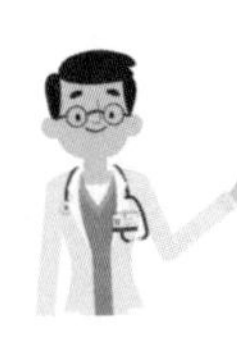

哈特博士： 通常来说，心肌梗死患者在医院治疗期间，只要按照医生的指导，进行适量的运动即可。而出院后，一般指 3 个月以内，需按照患者的危险分层，根据心肺运动试验结果，来制订运动处方。患者要严格根据运动处方进行锻炼。而 3 个月以后的维持期或稳定期，患者则需要再次进行评估，并按照医生新制订的运动处方参加运动。

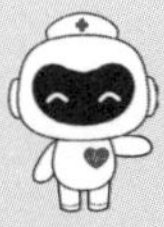

东方宝宝： 心肌梗死后运动康复需要在专业医生指导下进行，可以到医院心脏康复中心，在专业医生指导下进行运动康复。

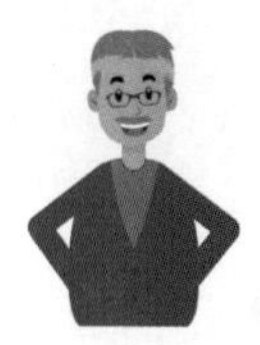

老王：关于运动，有些什么推荐呢？

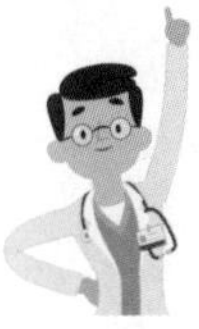

哈特博士：一般来说，对于心肌梗死患者，比较推荐参加有氧运动。如健步走、慢跑、游泳、打太极拳等。而打篮球、踢足球等对抗性强的运动，则应尽量避免。运动时间上，应该遵循逐渐增加的方式，从开始的 5 ~ 10 分钟，逐步拓展至 20 ~ 30 分钟为宜。运动频率则需要根据自身情况而定，每天都参与运动为佳。如条件不允许，也应保持每周 3 ~ 5 次为宜。

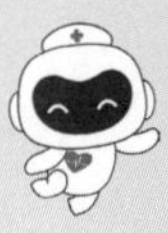

东方宝宝：总体来说，需要遵循循序渐进的原则，科学运动，挑选有氧运动，逐步加量。

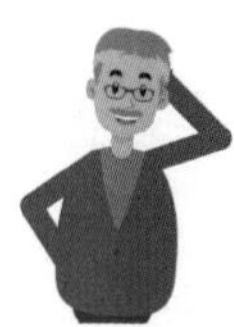

老王：心肌梗死后还需要到医院复诊吗，多久去一次？

哈特博士：一般建议心肌梗死后 1、3、6、12 个月定期去医院复查。1 年后，每半年到医院复查肝功能、肾功能、肌酸激酶及心脏功能等。9 ~ 12 个月时根据临床症状，必要时复查冠脉造影。通过复查指标调整药物，改善预后。

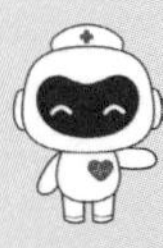

东方宝宝：冠心病是慢性病，需要长期管理，随访是很重要的。随访期间，医生会指导用药和提出生活注意事项，定期复测生化指标，控制危险因素，防止再次发生心肌梗死等。

第六篇　健康生活方式

第一章　合理膳食

第一节　高血压的合理饮食

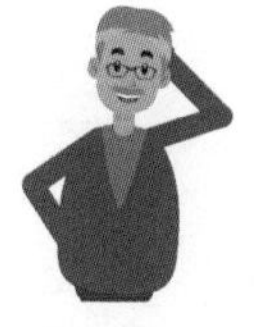

老王：高血压患者为什么要控制食盐摄入？

健康生活方式
科普小视频

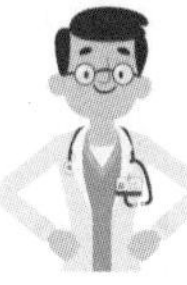

哈特博士：食盐的摄入与高血压发病率有一定关系，也就是说盐吃得越多，高血压病的发病率也越高，两者呈正相关。

主要是因为：

（1）食盐的成分是氯化钠，机体摄入过多钠盐，在体内激素的作用下，会使得机体对某些升高血压的激素或者物质的敏感性增加，引起小动脉痉挛，使血压升高。

（2）摄入钠盐过多，为了保持血液中钠的浓度，机体会吸附水分，减少水的排出；水分大量增加，血容量也会相应增多，导致容量负荷增多。

（3）过多摄入钠盐之后，细胞内外钠和钾比例失调，使红细胞功能受损伤，血流黏滞，流动缓慢，加重了血液循环的工作负担，导致血压进一步升高。

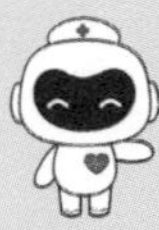

东方宝宝：正常人都应该每天限制食盐摄入 <6 克，高血压患者或者血压偏高者更要每天控制食盐的摄入 <5 克。

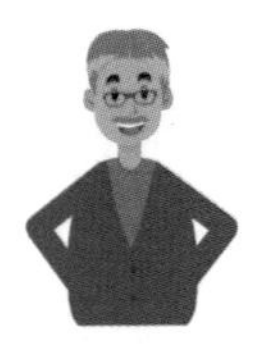

老王：如何控制食盐的摄入？

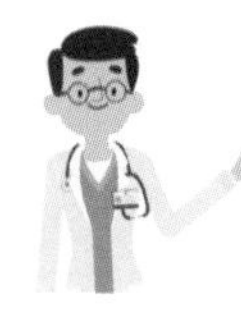

哈特博士：正常人每天要限制食盐少于 6 克，6 克食盐也就相当于一啤酒瓶盖那么多。

可以通过以下几点来减少食盐的摄入：

（1）选择低钠盐，选用小的盐勺。

（2）少用炒，多用凉拌、蒸及煮等烹饪方法。

（3）配料以天然为主，如多用蒜、姜及葱等，少用盐、味精和酱油等。

（4）少吃咸蛋、腌菜、咸肉、罐头、火腿和加碱发酵食品（如苏打饼干）等含钠盐较高的食物；少食汉堡包、披萨及方便面调料等加工食品。

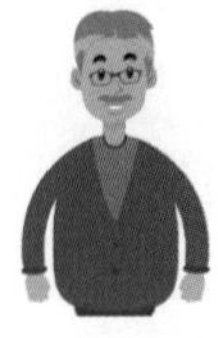

老王：哪些食物有利于降低血压？

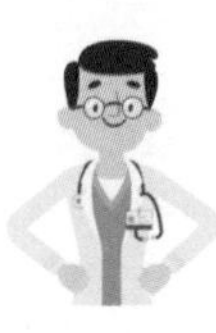

哈特博士：有些食物确实有助于降低血压。大致有以下几类。

（1）叶菜类：芹菜、茼蒿、苋菜、油菜、韭菜、黄花菜及菠菜等。

（2）根茎类：茭白、萝卜、山药、洋葱及荸荠等。

（3）瓜果、水果类：西红柿、山楂、柠檬、柿子、香蕉、苹果、西瓜、红枣、核桃、桑葚及茄子。

（4）食用菌类：木耳及香菇等。

（5）花、种子、坚果类：菊花、罗布麻、芝麻、豌豆、蚕豆、玉米、燕麦、花生、西瓜子、向日葵子及莲子心等。

（6）水产类：海带、紫菜、海蜇皮、海参、淡菜、海藻、牡蛎、鲍鱼、虾皮、银鱼及鲤鱼等。

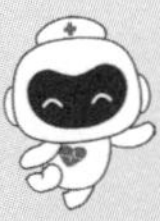

东方宝宝：一般来说，富含钙、镁、钾元素，脂肪酸和膳食纤维的食物均有助于降低血压。要尽可能减少高盐、高糖、高脂饮食，忌辛辣刺激饮食和浓茶、不能酗酒。

第二节　糖尿病的合理饮食

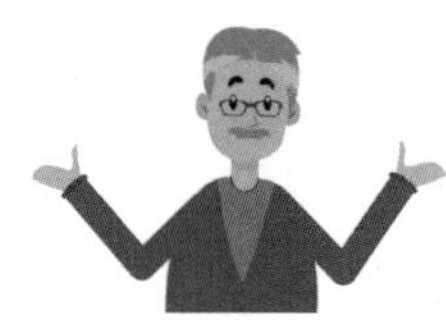

老王：哪些食物可以降血糖？哪些食物会升血糖？

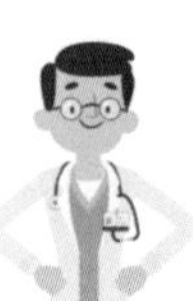

哈特博士：这种说法本身是不对的。任何食物经消化后吸收都会先转化为糖，也就是所有的食物都会引起血糖升高的。具体哪些食物适合糖尿病患者，哪些又不适合呢？总体来讲，糖尿病患者饮食的糖含量要低，而且不会迅速升高血糖。

1. 适合糖尿病患者的食物

（1）谷物：小麦、玉米、黑米及燕麦。

（2）蔬菜：白菜、韭菜、青菜、芹菜、菠菜、大蒜及洋葱。

（3）瓜果：冬瓜、南瓜、黄瓜、青椒、茄子及苦瓜。

（4）菌菇：木耳。

（5）海产品：虾皮、海带及紫菜。

2. 不适合糖尿病患者或血糖偏高患者的食物

（1）甜食：糖、麦芽糖、巧克力、蜜饯、甜饮料、冰激凌、面包、蛋糕及甜饼干。

（2）油腻食物：各种动物油（牛油、羊油、猪油）、黄油、奶油及肥肉。

（3）糖含量高或能量高的食物：白薯、土豆、藕、油炸食物、鸡皮、鸭皮、肥肉、动物内脏、海鲜、鱼子、蟹黄、蛋黄、花生及瓜子。

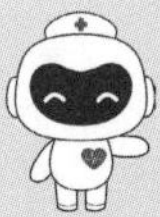

东方宝宝：糖尿病的饮食非常重要，要注意以下。

（1）不管吃什么，患者要严格控制每天摄取的总能量；适合吃的食物也不能拼命吃，吃多了还是会使血糖显著升高，不要有误区。

（2）调整饮食结构，相对增加肉、鱼、蛋、奶等优质蛋白质的摄入，减少碳水化合物和脂肪的摄入；饮食要清淡。

（3）适当多食用富含膳食纤维的食物。

（4）水果是好东西，但糖尿病患者要限量，多吃含碳水化合物少的蔬菜。

（5）多饮水，少喝酒和各种饮料。

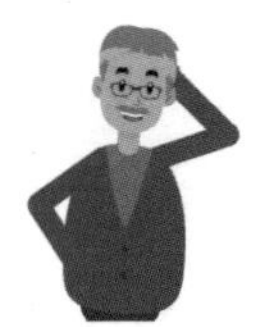

老王：糖尿病患者碳水化合物的限量多少？

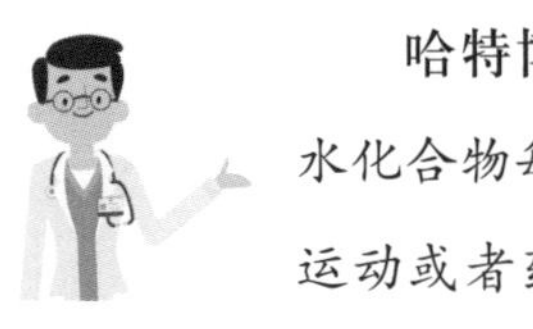

哈特博士：血糖尚未控制达标的患者，碳水化合物每日 200 克左右为宜；经过饮食控制、运动或者药物治疗血糖达标后，可逐渐增至每日 250 ～ 300 克，也就是早餐 50 克、午餐 100 克及晚餐 100 克。

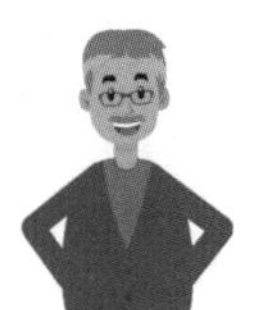

老王：是不是碳水化合物越少越好呢？

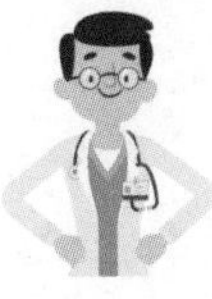

哈特博士：不是这样的。碳水化合物是构成机体组织的重要物质，也是能量的主要来源。有些碳水化合物如谷物，是植物蛋白质的主要来源，是人体中不可缺少的重要营养素，是供给热量和蛋白质最经济和最迅速的来源。因此，对糖尿病患者的主食不要限制得太低。另外，过度限制碳水化合物，会使脂肪分解增加，造成酮体升高，对糖尿病患者会有危害。

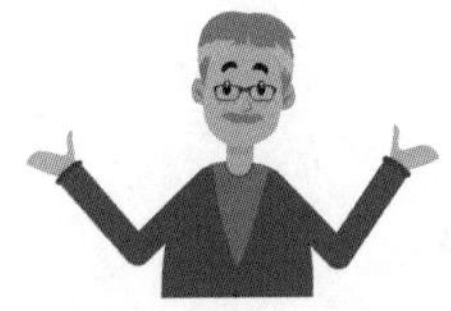

老王：为什么糖尿病患者不能喝粥？

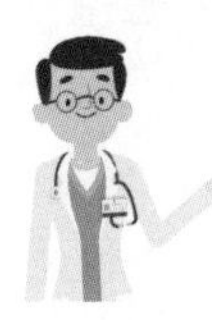

哈特博士：有些食物有较高的升糖指数。所谓升糖指数，是指进食之后血糖会迅速升高，这些食物如糖、巧克力、冰激凌、甜饮料等。长期煮沸的大米粥、小米粥、烂糊面等主食，老年人特别钟爱，但是粥和烂糊面中的淀粉经过长期煮沸加工后已经初步分解，更容易被消化吸收。因此，粥的升糖指数也很高，不适合糖尿病患者。

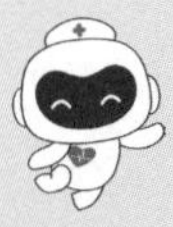

东方宝宝：碳水化合物是重要的营养成分，糖尿病患者要选择合适的碳水化合物，要适量摄入，过量摄入或过度限制都是不利的。

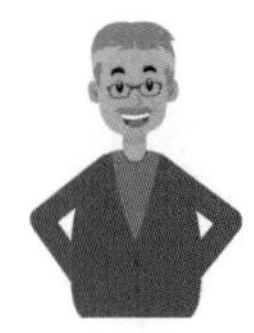

老王：糖尿病患者能吃水果吗？哪些水果合适呢？每天的量有限制吗？

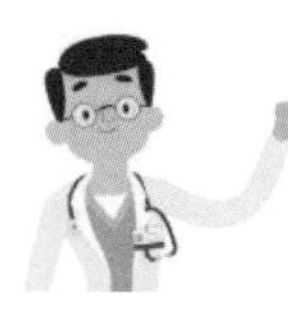

哈特博士：因为水果中有较多的碳水化合物，所含的葡萄糖、蔗糖等升糖指数较高（进食后快速升高血糖）。所以糖尿病患者应少吃或不吃水果。而水果中含有较多的果胶，有助于延缓葡萄糖吸收，在病情稳定时可以适当吃一些水果。

选择水果时，并不是口感不甜的就合适，要以含糖量低，且升糖指数也低为选择原则。而且水果应在两餐之间加用，还要根据其含糖量，计算其热量。换算成主食，减少或扣除主食的量，以保持总热量不变。

推荐选择水果包括：樱桃、牛油果、柚子、李子、草莓、桃、柠檬、苹果等；避免选择大枣、西瓜、菠萝、木瓜、芒果、龙眼、香蕉；不少蔬菜也可当水果，如西红柿、黄瓜等。

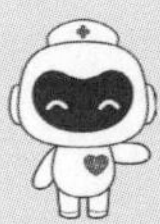

东方宝宝：血糖稳定的患者可以吃水果。水果含有大量维生素、膳食纤维和矿物质，这些元素对糖尿病有益。但是有的水果升血糖快，有的升血糖慢，需要有所挑选。

第三节　高脂血症的合理饮食

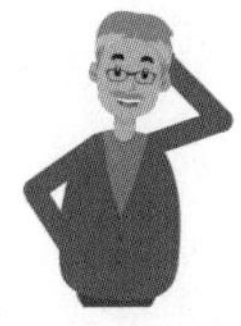

老王：什么是高脂饮食？

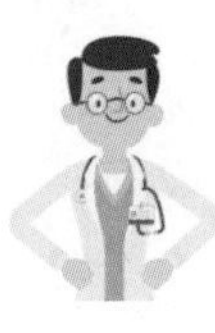

哈特博士：高脂肪食品是指含脂肪量高的食物。具体表现为油的成分就是各种饱和脂肪酸及不饱和脂肪酸。比如，含油量高和油炸过的食物，植物中的核桃、芝麻、花生，油炸食品，肥肉，动物内脏及奶油制品等。长期进行高脂饮食后，体内的胆固醇，尤其是坏胆固醇(低密度脂蛋白胆固醇)水平会增高。增高的低密度脂蛋白胆固醇会对血管内皮造成影响，导致血管内皮功能受损。于是，胆固醇就经过这些受损的“小孔”“爬”到了血管的内皮下聚集起来。胆固醇越积越多，慢慢形成了动脉粥样硬化斑块，堵塞了血管。更可怕的是，有时这些斑块突然破裂，形成了血栓，从而引起了急性心肌梗死或脑梗死的发生。

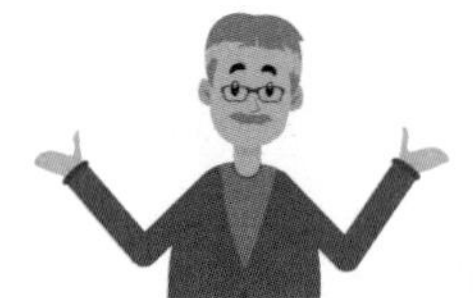

老王：哪些食物含有较高的胆固醇？

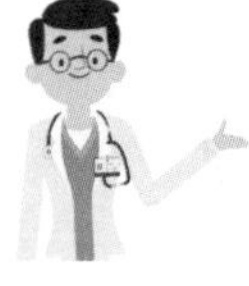

哈特博士：

（1）每100克食物中胆固醇含量为200～300毫克的食物称高胆固醇食物。常见的高胆固醇食物如下。

1）动物的脑及内脏：每100克的实物量，猪脑的胆固醇含量为2 571毫克，羊脑为2 004毫克，牛脑是2 447毫克，各种动物（猪、牛、羊、鸡等）的肾、肝、肺、肠，大致含量是每100克内脏含200～400毫克胆固醇。所以，动物脑，每年食用不超过一两次，动物内脏每月不超过2次为宜。

2）蛋黄：中国营养学会发布的《中国居民膳食指南》

建议普通成年人每天吃 0.5 ~ 1 只鸡蛋，血脂异常患者每周不要超过 2 ~ 3 只鸡蛋。

3）鱿鱼、贝壳类、奶油、黄油：每 100 克鱿鱼含胆固醇 268 毫克，因此吃鱿鱼每周不要超过 2 次。奶油和黄油含有大量胆固醇。尤其需要强调的是人造奶油，由于人造奶油含有大量反式脂肪酸，较之传统的奶油黄油，更增加了心脑血管事件的发生风险，应尽量减少食用。

（2）每 100 克食物中胆固醇含量为 100 ~ 200 毫克的食物称为中度胆固醇食物，如草鱼、鲫鱼、鲢鱼、黄鳝、甲鱼、蟹肉、猪排及鸡肉等。

（3）每 100 克食物中胆固醇含量低于 100 毫克的食物称为低胆固醇食物，如鳗鱼、鲳鱼、鲤鱼、猪瘦肉、牛瘦肉、羊瘦肉及鸭肉等。

第四节 痛风患者的合理饮食

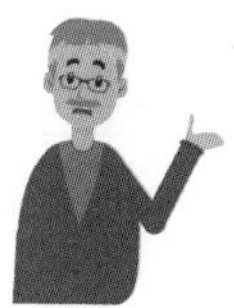

老王：痛风患者或高尿酸患者哪些食物不宜多吃？

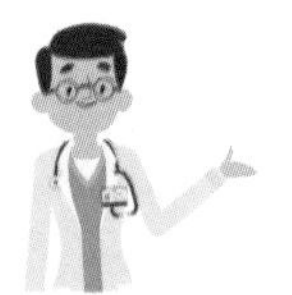

哈特博士：对于痛风患者，我们需要掌握的饮食原则有以下三项。

1. 限制总摄入能量，保持体重

肥胖是高尿酸血症及痛风的发病因素之一。肥胖患者应注意限制总能量摄入，以达到并保持合适的体重。在减轻体重的过程中，应遵循循序渐进原则，体重减轻速度一般以每月减少 0.5 ~ 1 千克为宜，不宜过快减低体重。

2. 适量碳水化合物

碳水化合物有利于尿酸盐排泄。平日饮食中，我们应摄入足够的碳水化合物；同时减少果糖、蔗糖及甜菜糖等的摄入。

另外，日常的调味品，诸如辣椒、胡椒、芥末等刺激性调味品，以及啤酒等，都会促进尿酸增高。

3. 控制食物中嘌呤摄入量

饮食治疗可有效降低血尿酸浓度。控制食物嘌呤摄入量可以有效地降低血尿酸水平，从而减少痛风的发作。高尿酸血症及痛风患者应长期限制膳食中的嘌呤摄入量，具体可根据患者的病情轻重、所处病期、有无并发症等区别对待。

在急性期时，我们应当选择嘌呤含量低的食物，尽量减少外源性嘌呤的摄入。缓解期，则可适量选择嘌呤含量中等的食物。另外，要强调的是，肉类食物在烹饪过程中，若长期置于汤内加热，会导致大量嘌呤在汤中聚集，饮食中应当减少汤水摄入。

我们将常见食物按嘌呤含量分为三类。

1. 嘌呤含量很少的食物

每100克食物中嘌呤含量≤50毫克。包括粳米、小米、玉米、面粉、马铃薯、花生、核桃、杏仁、牛奶及奶制品、鸡蛋、海参、枸杞、木耳、红枣等及大多数蔬菜和水果。

2. 嘌呤含量中等的食物

每100克食物中嘌呤含量50～150毫克。包括猪肉、牛肉、羊肉、兔肉、鸡、鸭、鹅、鳗鱼、鳝鱼、鲈鱼、鲤鱼、草鱼、大比目鱼、金枪鱼、虾、豆类及豆制品、麦麸、麦胚及芦笋、菠菜、蘑菇等。

3. 嘌呤含量高的食物

每100克食物中嘌呤含量150～1 000毫克。包括动物内脏、脑花、凤尾鱼、沙丁鱼、白带鱼、白鲳鱼、鲭鱼、鲱鱼、鲢鱼、小鱼干、牡蛎及蛤蜊等海产品及各种肉、禽制作的浓汤和清汤。

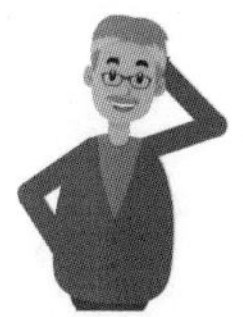

老王：哪些食物对缓解痛风有利？

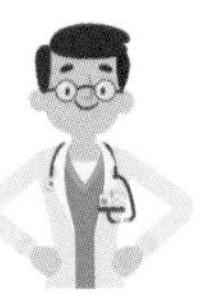

哈特博士：根据是否在痛风发作的时期，所适宜的食物有所不同。

在急性痛风发作期时，选择嘌呤含量很少的食物，可选择牛奶、鸡蛋、精制面粉、蔬菜、适量水果及大量饮水。在痛风发作的缓解期可在全天蛋白质摄入量范围内，选择全蛋1只、瘦肉、禽肉类、鱼虾合计每日小于100克，同时注意采用肉类焯烫的烹调方法减少嘌呤摄入。严禁单次摄入大量高嘌呤食物。

第二章　合理运动

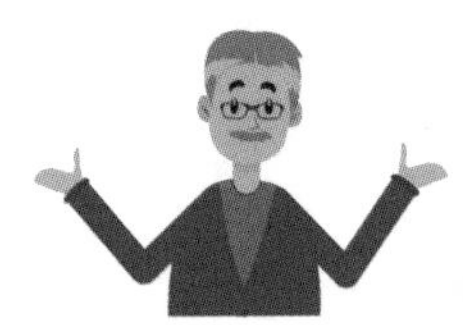

老王：标准体重、超重、肥胖的定义是什么？

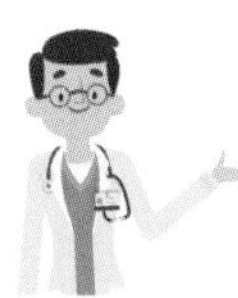

哈特博士：体重是否标准通常用体质指数（BMI）来衡量：即BMI=体重（千克）/身高^2（平方米）。根据世界卫生组织建议：BMI为18.5～25，属于标准体重；BMI 25～30，属于超重；

BMI>30，则属于肥胖。亚洲人群体重相对较轻，体重是否标准、超重或肥胖的指标，与世界卫生组织略有不同。中国人体重标准如下：BMI<18.5，属于体重过轻；BMI 为 18.5 ~ 24，属于标准体重；BMI 为 24 ~ 28，属于超重；BMI>28，则属于肥胖。

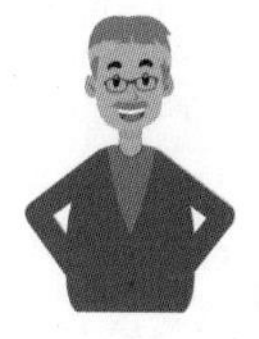

老王：应该采用什么样的运动方式？

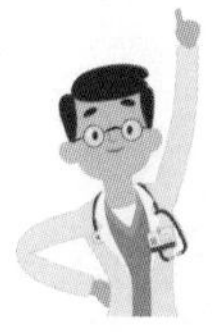

哈特博士：运动有助于健康，而且有利于身材匀称、柔韧度和灵活度，那么什么样的运动方式才是健康的呢？

运动方式通常包括有氧运动和无氧运动两种类型，对于大多数人，尤其是中老年人而言，有氧运动是最健康的运动方式。

有氧运动是指人体在氧气充分供应的情况下进行的体育锻炼，即在运动过程中，人体吸入的氧气与需求相等，达到生理上的平衡状态。有氧运动包括散步、快步走和慢跑、游泳、骑自行车、做健康操、打太极拳等。有氧运动可提高睡眠质量，提高大脑供血、供氧量，增加肺容量和血液携氧量，提高心脏功能、减慢心率、增加血管壁的弹性，也有缓解紧张和焦虑作用。

无氧运动是从人体运动时骨骼肌的代谢过程分类衍生而来的，是指人体肌肉在无氧供能代谢状态下进行的运动。举重、百米冲刺和肌力训练等负荷强度高、瞬间性强的运动通常属于无氧运动。这种运动的最大特征是：运动时氧气的摄取量非常低。由于速度过快及爆发力过猛，人体内的糖分来不及经过氧气分解，而不得不依靠“无氧供能”。运动时，机体会产生过多的乳酸，导致肌肉疲劳，不能持久，运动后感到肌肉酸痛，呼吸急促。机体产生的大量丙酮酸、乳酸等中间代谢产物，不能通过呼吸及时排除，会在细胞和血液中堆积，形成“疲劳毒素”，使人感到疲乏无力、肌肉酸痛，还会出现呼吸、心跳加快和心律失常，严重者会出现酸中毒和增加肝、肾负担。

采用何种运动方式应根据年龄、疾病状态、运动喜好和职业特点进行选择，但绝大多数人，尤其是中老年人更适合选择有氧运动，而年龄较轻、有特殊运动喜好和特殊职业的人可以选择有氧和无氧运动相结合的运动方式。

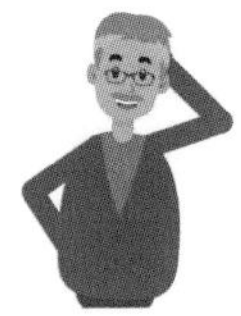

老王：如何制订运动计划？

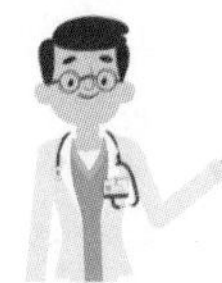

哈特博士：怎样运动才有利于健康？除了选择适合自己的运动方式外，重点是要制订科学的运动计划，在合适的时间、合适的地点进行运动，养成习惯，并长期坚持。对绝大多数人而言，每周进行3～5次，每次30～60分钟的有氧运动（如快步走、游泳及骑自行车等）就可以了。运动过程中要量力而行，根据身体耐受度缓慢增加运动强度和时间，切忌一蹴而就。如果运动过程中出现胸闷、胸痛或气促等身体不适情况，应立即停止活动。如果休息5～10分钟症状仍不缓解或进一步加重，需要警惕急性心肌梗死等心血管病或其他疾病急性发作可能，需要紧急联系就医。对于某些既往患有心肌梗死或严重冠心病的患者，运动前最好咨询医生，必要时进行心肺运动耐力检查评估，根据医生建议选择适合自己的运动方式、运动时间和强度，运动期间随时携带必要的急救药物（如硝酸甘油等）。

对绝大多数人而言，最佳的运动时间是晚饭前的傍晚4～6点钟。炎热季节避免户外长时间剧烈运动，因为炎热条件下长时间剧烈运动会导致大量出汗、脱水，容易发生中暑，而且高温还引起血管扩张、血压下降、血黏度增高，容易诱导急性心肌梗死等血栓相关性疾病发生（炎热季节剧烈运动是发生急性心肌梗死的重要诱因）；冬天寒冷季节，切忌清晨过早起床或寒风下进行户外锻炼，因为清晨或寒风下气温较低，血管呈收缩状态，血压升高，血管内皮容易损伤，血液黏滞度增加，运动后血压进一步升高，容易触发高血压急症或急性心脑血管事件，也容易诱发急性心肌梗死和心绞痛急性发作等情况。因此，绝大多数老年人，尤其是合并慢性心血管病患者，不宜在寒冷季节过早起床运动或在寒风下运动。

第三章　其他良好的生活习惯

第一节　戒　　烟

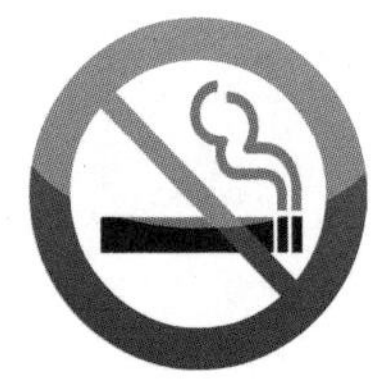

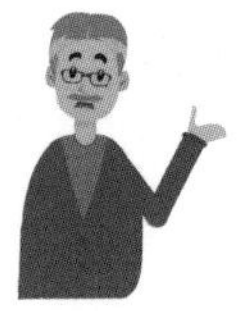

老王：心血管病患者可以吸烟吗？

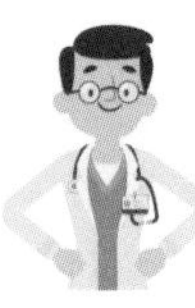

哈特博士：不可以，患有心脏疾病的患者强烈建议彻底戒烟。

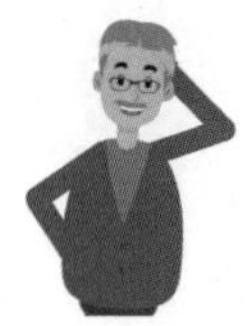

老王：吸烟有哪些危害？

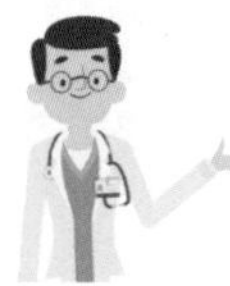

哈特博士：吸烟对身体健康的损害是多个方面的。吸烟除了增加肺癌和慢性支气管炎的发生率之外，还是我们心血管系统最大的敌人之一。研究发现吸烟可使冠心病发病率增加1.6倍，心肌梗死发生率增加2.3倍。由此可见，吸烟的危害是非常大的。

人体通过呼吸进行新陈代谢，以维持正常的生命活动。不吸烟的人，每天都能吸入大量的新鲜空气；而经常吸烟的人，吸入的则是被烟雾污染的有害气体。比如烟内含有的尼古丁，长期吸入会刺激并损伤血管引起动脉粥样硬化，导致血压升高。吸烟还会增加患者发生急性心肌梗死的概率，致使生活质量下降，病死率增高，危害生命健康。

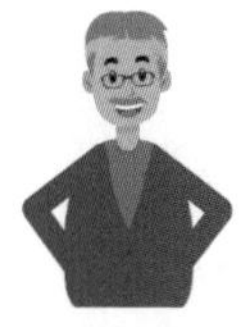

老王：戒烟为什么有益健康？

哈特博士：彻底戒烟一般能够阻止烟内有害气体对血管的损害，在保护心血管的同时，还可使药物作用得到更好的发挥。彻底戒烟还可以使呼吸道分泌物减少，增加心肺供氧。比如，许多患者经常感觉到戒烟后痰变少，上楼也没那么喘，精神状态有所好转，这些都是心脏疾病防治的重要前提条件。

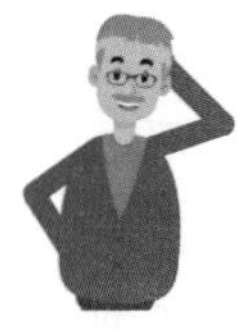

老王：如何对待二手烟？

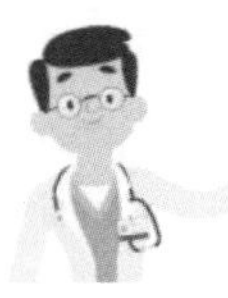

哈特博士：二手烟会通过气溶胶的形式对于周围的人造成危害，甚至其危害比一手烟还要大，所以戒烟就显得尤为重要。我们不仅自己不要吸烟，还要劝阻周围的人不吸烟，并尽可能避免吸入二手烟。

第二节　限　　酒

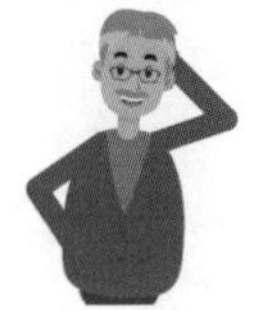

老王：心血管病患者是否可以饮酒？

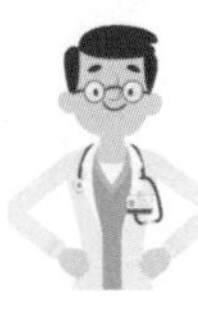

哈特博士：病情稳定的心血管病患者可以适度适量饮酒。

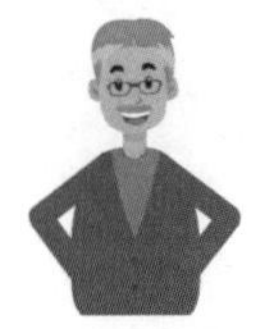

老王：心血管病患者在什么情况下可以饮酒？

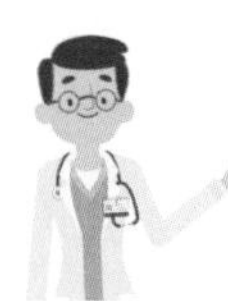

哈特博士：患者一定要在心血管病被控制后、病情处于平稳状态下才能饮酒。比如说，血压控制在正常范围内。相反，未经控制的高血压患者喝酒引起脑卒中的风险大。因此，必须控制病情后才可以适量饮酒。

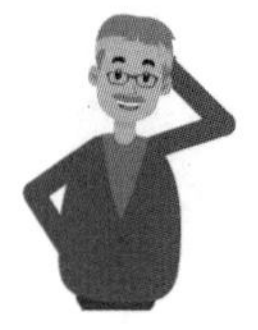

老王：具体该怎么喝？喝多少？

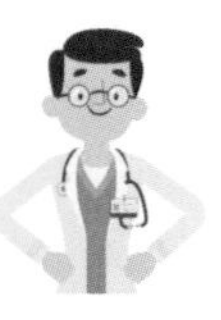

哈特博士：小酌怡情，大酌伤身。根据《我国居民膳食指南》推荐，成年男性一天饮用酒精不得超过25克（相当于啤酒750毫升或者葡萄酒250毫升），成年女性则不得超过15克（相当于啤酒450毫升或者葡萄酒150毫升）。

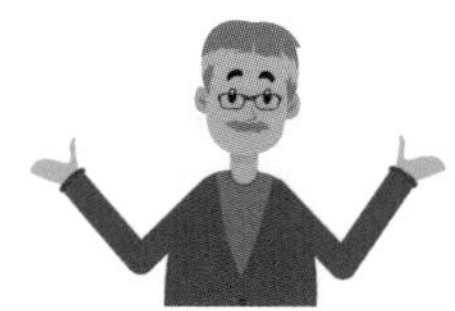

老王：饮酒有什么利弊？

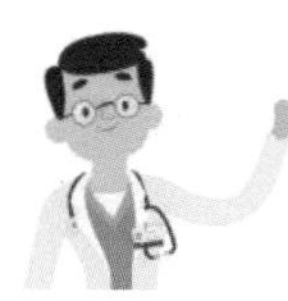

哈特博士：酒精可以刺激血管扩张，加速血液流动，部分缓解心血管病患者的某些症状。但是，酒精同时还可能加重心脏负担，诱发心绞痛发作，严重者甚至引起急性心肌梗死，并且加重肝脏负担。所以，饮酒是有利有弊的，只有规范的、少量的饮酒是可取的，而所谓的“感情深，一口闷”、酗酒等是万万不行的，过量饮酒只会加重疾病，甚至危及生命。

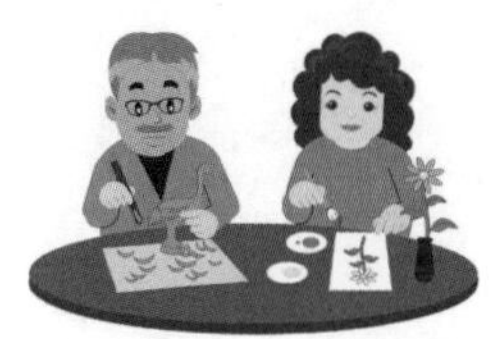

第三节　保持良好的情绪

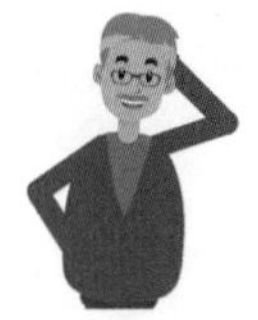

老王：为什么说“好心情才有好心脏”？

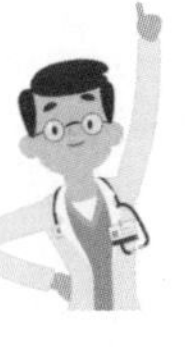

哈特博士：保持良好的心情，积极向上的生活态度有利于心血管病的预防以及治疗，并减轻心脏疾病的危害。保持良好的心情可有效提高机体的免疫力，促进免疫细胞的正常活动，避免细菌、病毒的感染和入侵，从而促进身体健康。

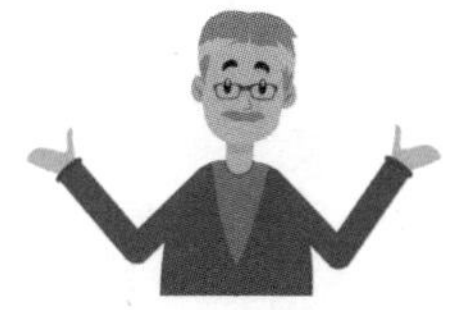

老王：消极情绪有什么危害？

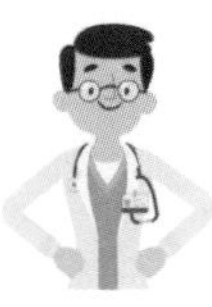

哈特博士：许多疾病与人们的情绪之间有着密切的联系，比如心脏病、糖尿病、癌症等。消极的情绪比如焦虑、烦躁、抑郁，以及心理压力过大等都可能会导致心脏的病理生理改变，从而诱发心律失常、冠心病等严重的心脏病，严重威胁人们的身体健康。此外，消极的情绪还会导致人体的抵抗力下降，血压升高，心率加快。

有的患者还会出现头痛、头晕、恶心、呕吐、呼吸增快等不适的反应。

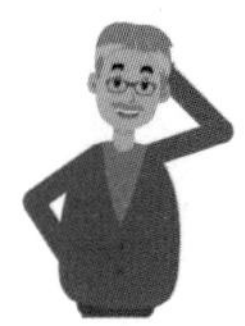

老王：在生活中该如何保持良好的情绪？

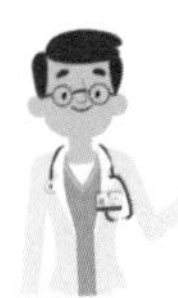

哈特博士：首先不要因为小事发脾气，要注意避免情绪激动、过度紧张、精神压力过大，保持积极乐观的生活态度。

可以根据自身兴趣爱好，做一些自己感兴趣的事情，比如看书、听音乐等，调节自身心态，缓解压力。

如果是因为担心自身病情而引起的焦虑、紧张，则应该积极地向医护人员咨询自身情况，并多与家人沟通，减少对不必要的恐惧，也可以在医护人员的指导下进行一些放松训练。

第四节　注意休息，劳逸结合

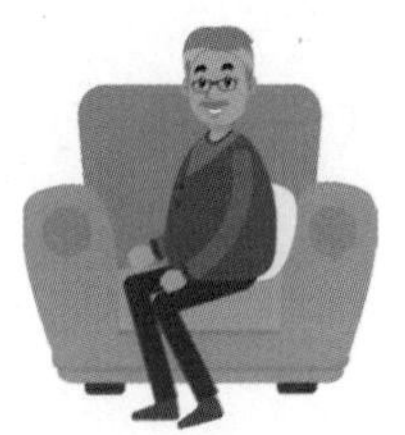

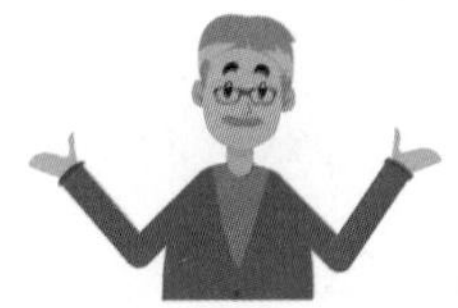

老王：心血管病患者如何把控生活节奏？

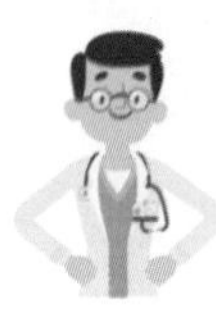

哈特博士：心血管病患者在生活中要重视休息，劳逸结合。

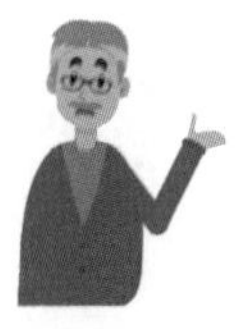

老王：休息有什么重要性？

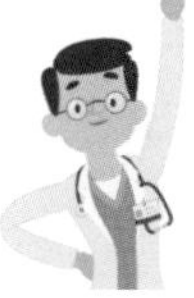

哈特博士：众所周知，休息是身体状态恢复的时间，只有休息得好，身体才能储备足够的精力，更好地去工作、生活及运动等。

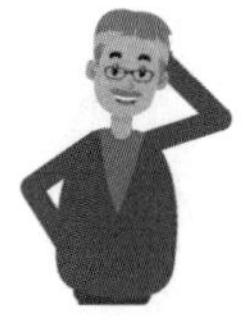

老王：具体要如何做到劳逸结合？

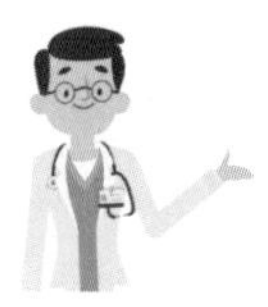

哈特博士：首先要保证良好的睡眠，尽量不要长期熬夜，保证6～8小时的睡眠时间。有条件者工作间隙适当休息，以补充体力。

其次，避免过度劳累。如果长期处于工作的疲劳中，心脏负荷加重，会导致病情恶化。同时，疲劳会降低身体抵抗力，如果感冒发热则有可能会诱发心力衰竭。

最后，避免过量运动。如上文所述，适量体育运动对身体是有好处的，但心血管病患者过量的体育锻炼活动则会加重心脏的负担。根据2008年《体力活动指南咨询委员会报告》建议，150分钟/周的中等强度或75分钟/周的剧烈有氧运动的运动量能够最大限度地降低心血管病死亡率。过多的运动量可能产生有害的心脏效应，包括心脏纤维化、冠状动脉钙化和心房颤动等。所以，心血管病患者适量运动，同时注意休息，做到劳逸结合才是对身体最有利的。

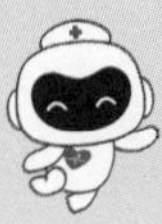

东方宝宝：生命在于运动，让我们动起来。

第七篇　合理用药篇

第一章　抗血栓药物的合理使用

合理用药
科普小视频

老王：都说阿司匹林很好，什么情况下需要服用阿司匹林？

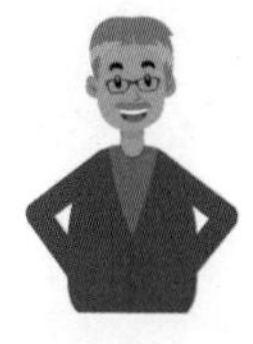

哈特博士：大致两类人群需要服用阿司匹林。①预防首次心脑血管事件发生：对于中老年人合并高血压、糖尿病、高血脂等多种慢性疾病的患者，预防心肌梗死、缺血性卒中等发生。②预防再次心脑血管事件发生：对于已发生血栓栓塞性事件（心肌梗死、置入支架后、缺血性卒中等）的人群，预防心脑血管事件再发生。

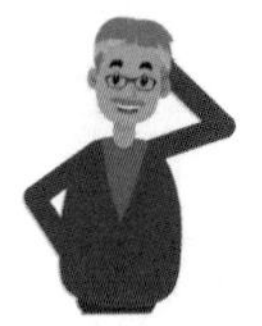

老王：阿司匹林这么好，是不是大家都要服用阿司匹林来预防心脑血管病？

哈特博士：总体上说，对不同人群有不同的要求。

如果年龄不到50岁，没有动脉粥样硬化性心血管病的病史，没有高血压、糖尿病、高血脂、吸烟、肥胖及冠心病家族史这些危险因素，就没有必要服用阿司匹林。

如果年龄超过70岁，没有上面说的动脉粥样硬化性心血管疾病，10年心脑血管病风险 <10%，也可以不服用阿司匹林。

50 ~ 69岁人群，10年心脑血管病风险 ≥ 10%，且无出血风险增加，建议长期服用阿司匹林进行预防。

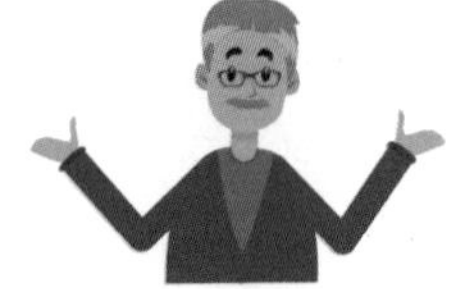

老王：怎么知道我的10年心脑血管病风险有多少呢？

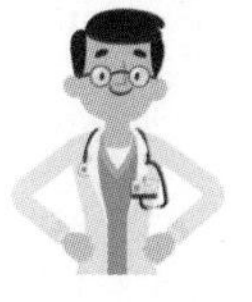

哈特博士：有专门的风险计算器。常用美国心脏病学会2013年计算器。英文链接：http://medcalc3000.com/ACCAHA2013.htm. 在页面左边填写9个指标，包括人种、年龄、性别、总胆固醇、高密度脂蛋白胆固醇、收缩压、是否服用降压药、是否有糖尿病及是否吸烟，输入完成后就会给出未来10年心脑血管病风险。

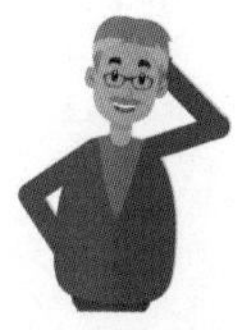

老王：得了冠心病就要服用阿司匹林吗?

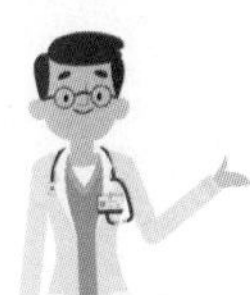

哈特博士：是的。冠心病全称冠状动脉粥样硬化性心脏病，顾名思义，就是"动脉像粥一样的硬化"，一团乱糟糟的，随着年龄增长，加之高血压、糖尿病、高血脂及吸烟等因素共同作用，冠状动脉血管内皮会受到损伤，脂类、糖类等聚集在血管内膜形成斑块，导致血管狭窄，心肌缺血。当斑块表面发生破溃，血小板就会聚集在破口处，形成血栓，会堵塞血管，导致心肌梗死。阿司匹林对血小板聚集有抑制作用，从而防止血栓形成。所以，所有冠心病患者都应该服用阿司匹林，除非有禁忌证。

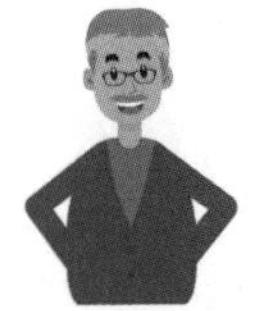

老王：抗血小板药物只有阿司匹林吗？

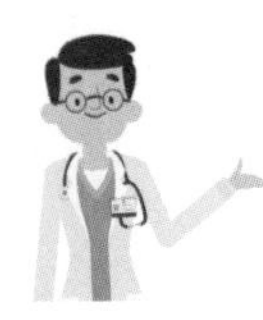

哈特博士：常用的口服抗血小板药物有阿司匹林、氯吡格雷、替格瑞洛、西洛他唑以及吲哚布芬等。

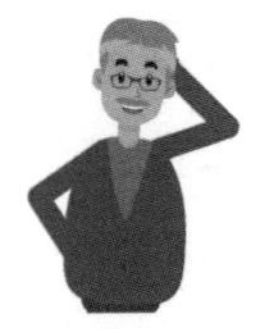

老王：阿司匹林何时服用比较好？

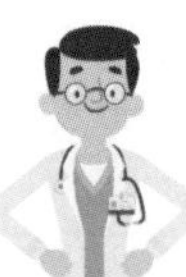

哈特博士：现在的阿司匹林大多是肠溶片剂型，而且是每天服药 1 次。肠溶阿司匹林应在空腹状态下服用，而对于少部分非肠溶剂型的阿司匹林，建议饭后服用。有患者纠结是早上还是晚上服用。其实，早晚都是可以服用的。为增加依从性及避免患者的遗忘等因素，一般建议阿司匹林（肠溶剂型）和降压药早上一起空腹服用。如果特殊情况，阿司匹林需要晚上服用，建议晚上睡前服药，最好晚饭4小时以后再服药。

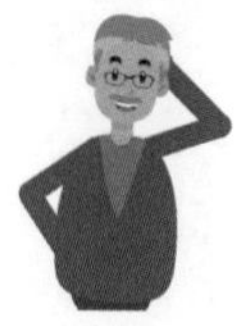

老王：阿司匹林肠溶片为什么要空腹服用呢？

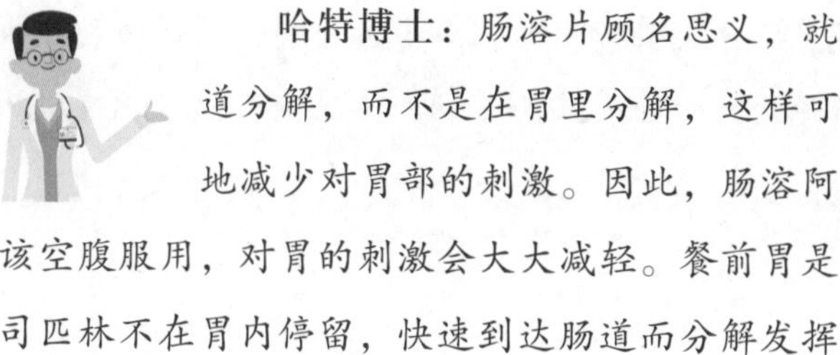

哈特博士：肠溶片顾名思义，就是它在肠道分解，而不是在胃里分解，这样可以尽可能地减少对胃部的刺激。因此，肠溶阿司匹林应该空腹服用，对胃的刺激会大大减轻。餐前胃是空的，阿司匹林不在胃内停留，快速到达肠道而分解发挥作用。如果胃内有食物，酸碱度（pH）值发生变化，阿司匹林肠溶片就会在胃内分解，从而造成相应的不良反应。

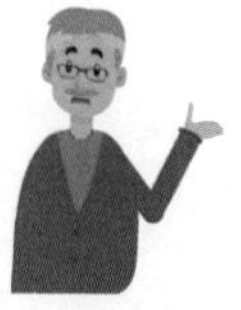

老王：听说三七粉有活血作用，我能用它来替代阿司匹林吗？

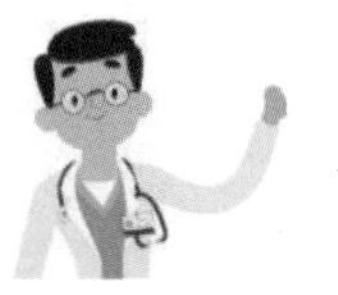

哈特博士：不能。三七粉的药理机制是止血和化淤，是双向调节的，也就是说少吃可能止血，多吃可能引起出血。如果服用三七粉是为了活血，势必增加出血。如果为了止血，就与抗血小板治疗相矛盾。而且服用多少有效也没有定论。对于改口服阿司匹林而用三七粉等中药替代，目前没有临床证据支持。

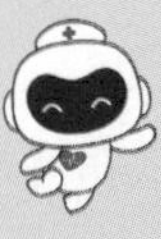

东方宝宝：抗血小板治疗是冠心病治疗的基石，阿司匹林是最常用的抗血小板药物，是预防动脉粥样硬化性心血管病的基础，要正确认识，正确服用哦！

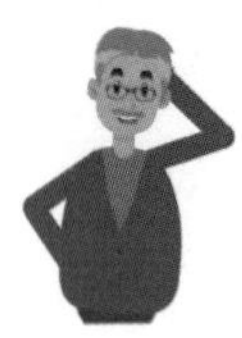

老王：为什么植入心脏支架后要服用两种抗血小板药物？

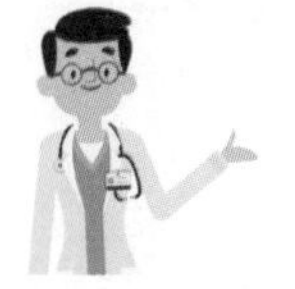

哈特博士：支架植入早期，血管内皮还没有修复完成，容易形成血栓。因此，要在服用阿司匹林的基础上再加用一种作用机制不同的抗血小板药物（如氯吡格雷或替格瑞洛）防止血栓形成。

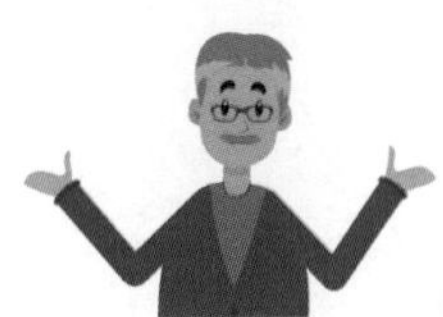

老王：支架植入后一般两种抗血小板药物要联合服用多长时间？

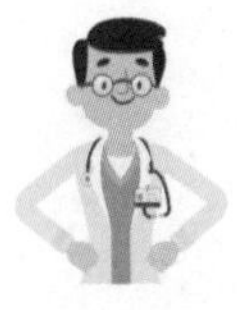

哈特博士：如果没有出血倾向，支架植入后一般两种抗血小板药物合用至少1年。目前，正在研究看能不能把这个时间缩短，这样如果需要做外科手术或者有出血，停药也比较放心。但有时候，医生也会根据病情适当延长双联抗血小板治疗时间。例如，冠心病多部位病变、重要部位、曾有支架再狭窄或支架血栓患者，应该根据医生的建议适当延长口服时间，而不是自行停药。

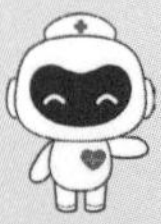

东方宝宝：支架植入后，血管内皮有一个修复过程，容易形成血栓，所以要加强抗血小板治疗1年。新型支架可适当缩短双联抗血小板时间，请根据医生建议调整用药时间。

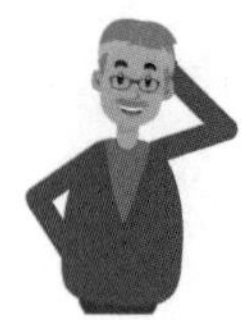

老王：服用抗血小板药物需要注意什么？

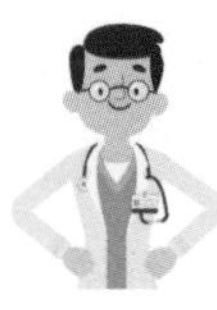

哈特博士：需要观察是否有出血倾向。比如，皮肤是否出现淤斑、淤点，刷牙时是否有牙龈出血，眼睛有无出血，大便是否颜色发黑，小便是否颜色发红。如果出现上述情况，要及时就诊，调整抗栓药物的剂量和种类。

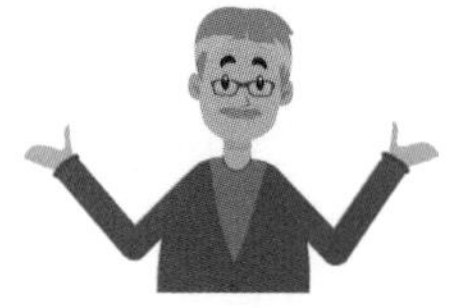

老王：服用阿司匹林和氯吡格雷出血了怎么办？

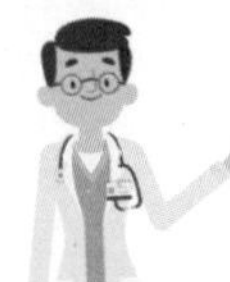

哈特博士：一般情况下，如果只是皮肤出现淤点、淤斑，刷牙时牙龈出血，或痔疮出血，无须特殊处理，可继续服药。如果有明显的肉眼血尿、黑便、呕血等，甚至有危及生命的出血如脑出血，要立即去医院就诊。医生会根据情况评估停用一种或全部抗血栓药物，同时给予相应的治疗。

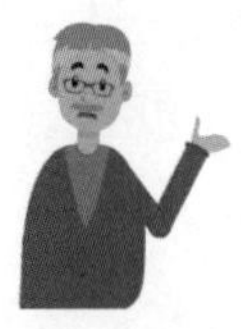

老王：如果出现黑便、呕血，以后还能服用抗血栓药物吗?

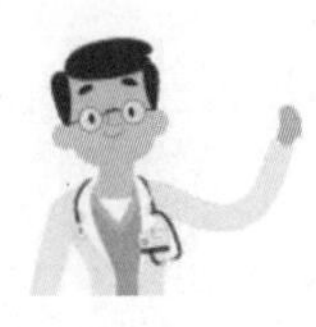

哈特博士：这个要由医生评估出现血栓的风险大，还是出现出血的风险大来决定。如果胃镜检查结果显示糜烂性胃炎，出血停止后 3 ~ 7 天就可以酌情恢复阿司匹林口服了，如果有溃疡的话要治疗 8 周愈合后才能服用。这种情况最好阿司匹林和减少胃酸分泌的药（** 拉唑）一起服用。必要时请到心血管专科医生处调整用药方案。

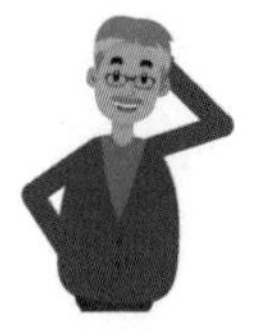

老王：拔牙前需要停用阿司匹林或氯吡格雷吗？

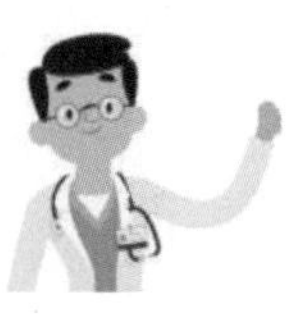

哈特博士：拔牙前建议停用阿司匹林或者氯吡格雷，如果不停会增加拔牙后的出血量。最好等支架植入处的血管内皮长好再停用双联抗血小板药物。这个时间需 1 ～ 3 个月，经过这段时间，支架表面多数会有血管内皮细胞覆盖，短暂停用抗血小板药物，支架血栓风险较小。但是如果植入多个支架，应尽可能推迟拔牙或者择期手术时间。

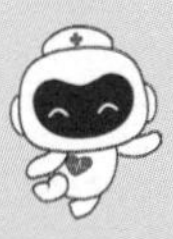

东方宝宝：服用抗血小板药物大多数出血都是小出血，不用紧张害怕，但有出血症状还是要及时就诊。

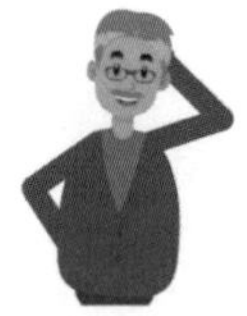

老王：血栓是怎么形成的？它有哪些危害？

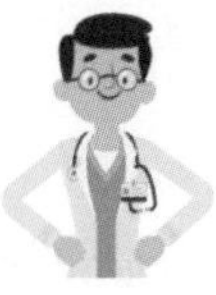

哈特博士：如同河床的水流得慢就会淤泥壅塞一样，静脉和心房里的血流速度缓慢会导致血液淤滞。比如，长时间卧床，长途飞机、火车，或者有房颤，血流缓慢，凝血因子激活进而导致血栓形成。这种栓子掉下来会随血流前进，到达其供应的器官，会导致相应器官缺血坏死，引起的后果都很严重。比如，腿上的静脉血栓掉下来可以堵塞肺血管引起肺栓塞；心房的栓子掉下来可以到达大脑引起卒中，到达下肢动脉引起下肢剧烈疼痛，到达肠、脾脏，引起肠坏死、脾脏梗死。

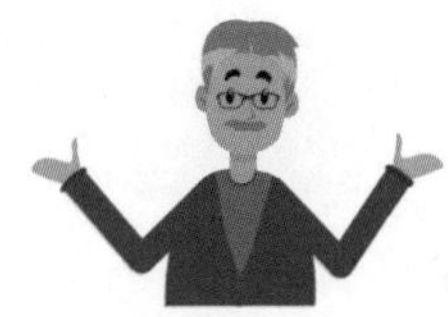

老王：抗凝药物有哪些？

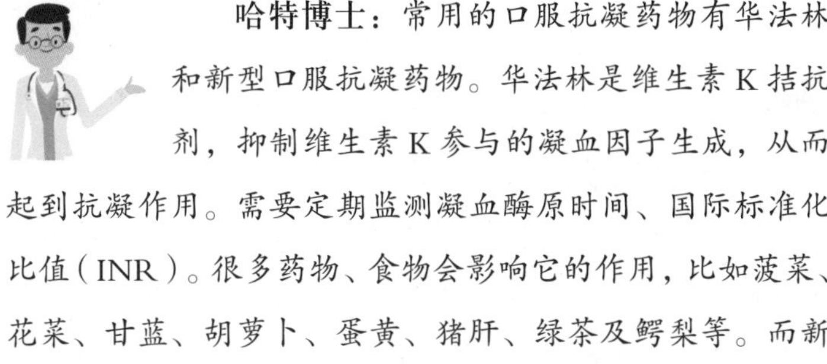

哈特博士：常用的口服抗凝药物有华法林和新型口服抗凝药物。华法林是维生素K拮抗剂，抑制维生素K参与的凝血因子生成，从而起到抗凝作用。需要定期监测凝血酶原时间、国际标准化比值（INR）。很多药物、食物会影响它的作用，比如菠菜、花菜、甘蓝、胡萝卜、蛋黄、猪肝、绿茶及鳄梨等。而新型口服抗凝药物如利伐沙班、达比加群等，直接抑制凝血因子活化而发挥抗凝作用，不需要监测INR。此外，还有皮下或静脉应用的抗凝药物：肝素、低分子量肝素、直接凝血酶拮抗剂、凝血X因子抑制剂等。具体由医生根据情况选择。

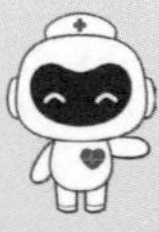

东方宝宝：抗凝药物不同于抗血小板药物，通过拮抗凝血因子而抑制血栓形成，常用的口服抗凝药有华法林和新型口服抗凝药（利伐沙班、达比加群等）。

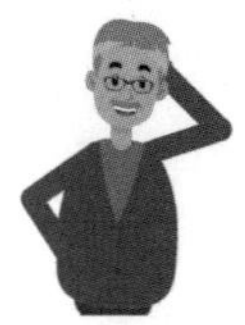

老王：哪些疾病需要用抗凝药物？

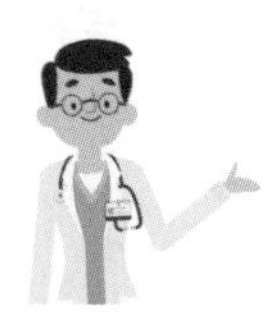

哈特博士：抗凝药物需要在有抗凝治疗指征的时候使用。静脉系统血栓形成或脱落引起栓塞比如静脉血栓形成、肺血栓栓塞需要进行抗凝治疗；房颤，心房内血液淤滞也容易形成血栓，需要抗凝治疗；风湿性二尖瓣狭窄常合并房颤，需要抗凝治疗，

换过人工瓣膜以后更需要抗凝治疗。心肌梗死急性期除了血小板聚集，也有凝血系统激活，有时也会皮下注射低分子肝素抗凝。根据不同的疾病需要选择不同的抗凝药物和剂量。

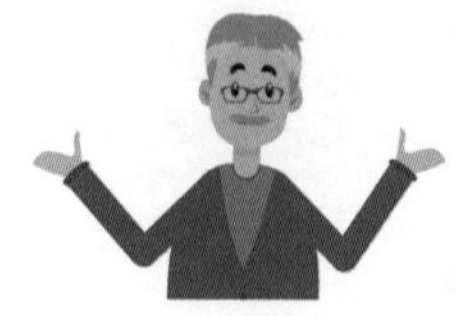

老王：所有房颤的人都要服用抗凝药物吗？

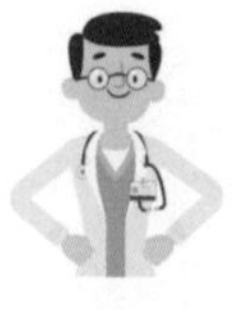

哈特博士：我们会给所有房颤患者计算发生栓塞的概率和出血的概率。如果栓塞概率高，出血概率不高，比如，患者有高血压、糖尿病、心力衰竭、发生过脑梗死，年龄又比较大，发生栓塞的概率比较高，就需要服用抗凝药物。如果两个概率都高，可以考虑行左心耳封堵术，用一把伞将左心耳堵上，不让左心耳的血栓掉下来，就可以不用服用抗凝药物了。如果年龄在 65 岁以下，没有任何危险因素，偶尔发一次房颤，可以不用抗凝治疗。具体情况需由临床专科医生来进行判断。

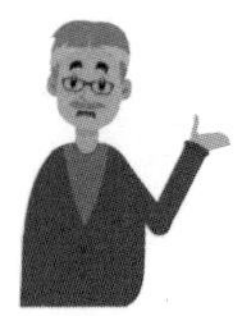

老王：隔壁床老张也是冠心病植入了支架，为什么他却比我要多吃一种抗凝药？

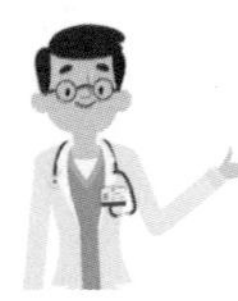

哈特博士：因为他比你多了一个毛病——房颤。冠心病合并房颤，尤其植入支架后既有发生支架内血栓风险，又有发生心耳血栓风险，所以既需要抗血小板，又需要抗凝的药物联合治疗。

第二章　调脂药物的合理应用

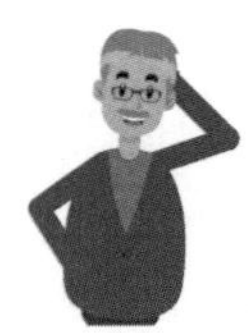

老王：我如何选择调脂药？

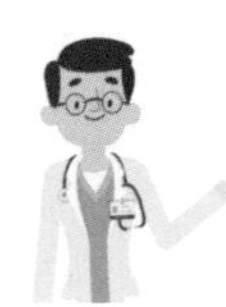

哈特博士：医生会根据你的血脂异常情况，肝、肾功能情况选择合适的调脂药物，现在最常用的是他汀类和贝特类调脂药物。当然最近

新出来的还有抑制肠道吸收胆固醇的依折麦布及增加胆固醇清除的新药——PCSK9 抑制剂（依洛尤单抗、阿利西尤单抗等）。

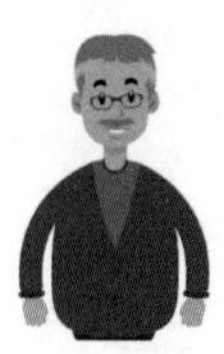

老王：朋友国外旅游经常帮我带鱼油，说调脂效果不错，可以用鱼油替代他汀类调脂药物吗？

哈特博士：鱼油有一定的降甘油三酯的功效，但平日的保健品里鱼油的含量并不高，即使是现在新研究的鱼油药物（鱼油含量相当于 20 粒普通鱼油），也只是作为调脂药物的辅助治疗使用。他汀类调脂药物是预防心脑血管病的基石，是不能用鱼油替代的。

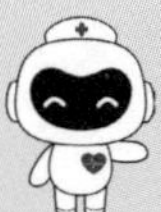

东方宝宝：调脂药物品种繁多，有些以降胆固醇为主，有些以降甘油三酯为主。他汀类调脂药物

是应用最为广泛的调脂药物，医生会根据不同情况选择相应的药物。

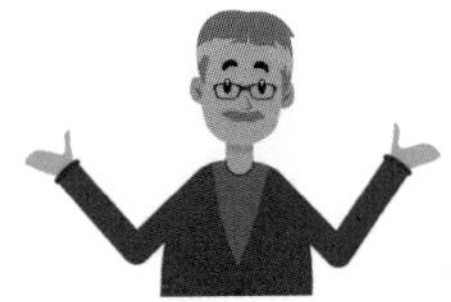

老王：我血脂只是稍微高一点，需要服用调脂药物吗？

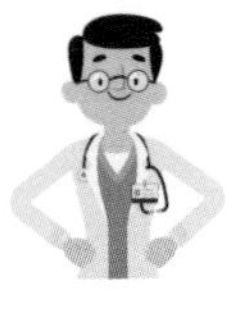

哈特博士：对于没有心脑血管（比如冠心病、脑卒中）并发症的患者，可以先调整饮食（如低盐、低脂饮食）和改善生活方式（包括减少脂肪摄入、减轻体重、有规律的体力活动及戒烟），如果血脂各项指标下降至正常，可以不服用调脂药物；如果血脂各项指标还不正常，可以选择调脂药物。

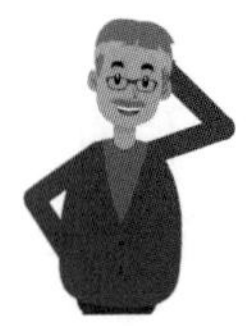

老王：我有冠心病，但血脂不算高，需要服用调脂药物吗？

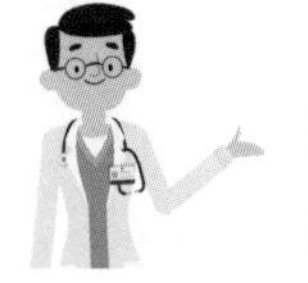

哈特博士：主要取决于不同个体、合并危险因素、心脑血管病类型。对于动脉粥样硬化性心血管病患者，包括急性心肌梗死、冠心病心绞痛、脑卒中、短暂性脑缺血发作及外周血管疾病等，不管血脂水平高低，都要服用他汀类调脂药物。

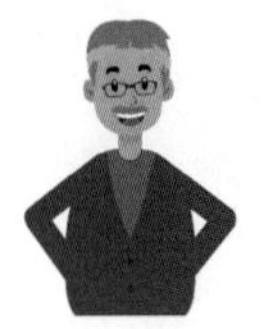

老王：还有其他需要服用调脂药物的情况吗?

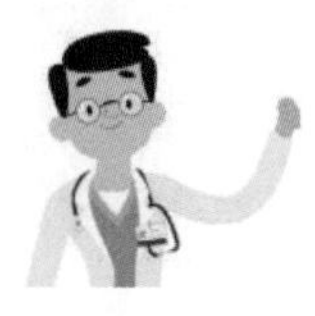

哈特博士：还有一些情况也是需要服用调脂药物，比如糖尿病合并血脂异常、高血压合并血脂异常者、代谢综合征（肥胖、高血糖、高血压以及血脂异常）和慢性肾脏疾病患者、家族性高胆固醇血症也要服用他汀类调脂药。

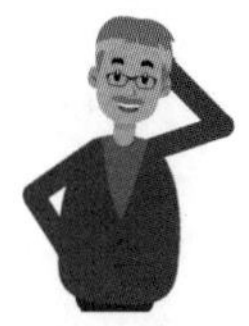

老王：那是不是发现这些疾病就要服用药物了？

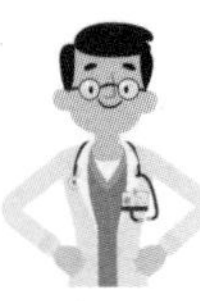

哈特博士：是的。应尽早选择调脂药物。关键是长期管理血脂，而不是偶尔口服调脂药物，定期检测血脂水平，饮食控制、体育锻炼等。

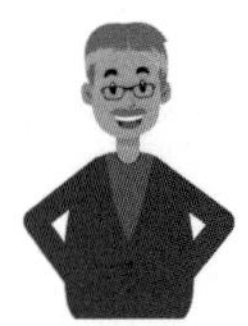

老王：我的邻居血脂很高，他没有服用药物。我为什么要服用他汀类调脂药物？

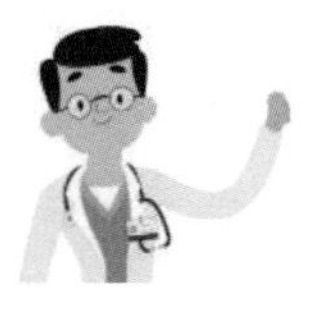

哈特博士：每个人的年龄、合并危险因素及心脑血管病的类型不同，血脂水平及种类不同，决定是否采用调脂治疗及采取何种类型的药物治疗也不同。

单纯甘油三酯高可以先调整饮食，加强运动。

当甘油三酯 >5.6 mmol/L 时，急性胰腺炎风险明显增高，也需要服用调脂药物治疗，首选贝特类药物，如非诺贝特。

冠心病、支架植入术后，口服他汀类药物，胆固醇仍未达标，可以加用依折麦布或者 PCSK-9 抑制剂。

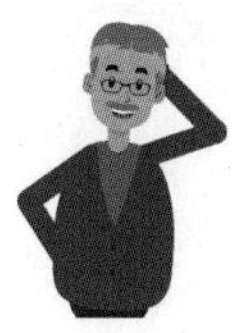

老王：我儿子体检发现颈动脉斑块，需要调脂治疗吗？

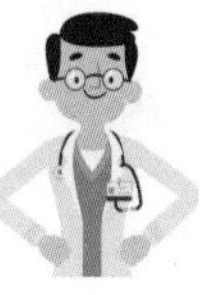

哈特博士：如果仅仅只有颈动脉斑块，没有颈动脉狭窄，血脂水平也不高，也没有高血压、糖尿病、吸烟等危险因素，可以仅改善生活方式治疗，但要定期随访。

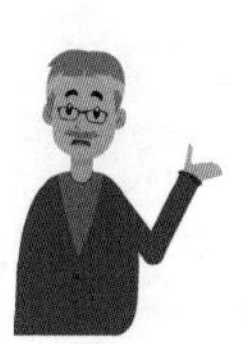

老王：我亲家已经75岁了，身体很好，没有动脉粥样硬化性心血管病，需要服用他汀类调脂药物吗？

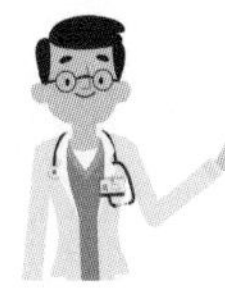

哈特博士：需要综合评估发生动脉粥样硬化性心血管病的风险，如果是高危或极高危，建议服用他汀类调脂药物进行预防。

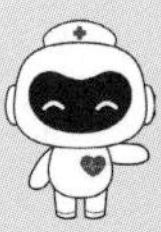

东方宝宝：对于血脂异常的患者，应尽早选择调脂药物；做到早发现，早诊断，早治疗，并且推荐长期治疗。

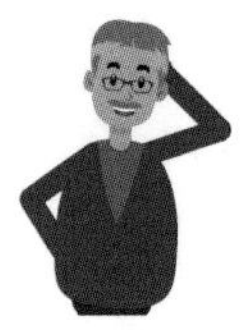

老王：我第一次服用他汀类调脂药物，后来去医院开药，医生为什么要让我验血？

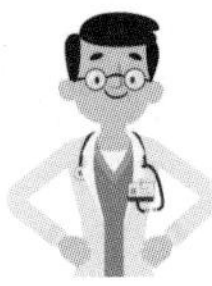

哈特博士：在刚开始服用他汀类调脂药物的3个月，有少部分人会发生药物不耐受情况，如肌痛、肌炎、肌病、肝功能异常等，所以需要验血。

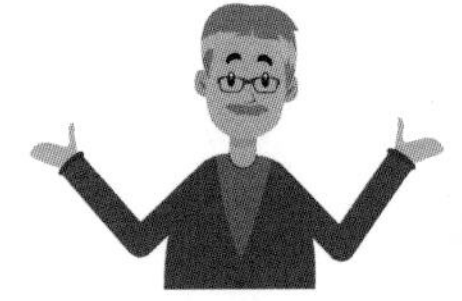

老王：那我多久需要复查一次？

哈特博士：对于第一次服用他汀类调脂药物（比如阿托伐他汀钙、瑞舒伐他汀等）的患者，需要在用药 4 ~ 6 周内复查血脂及转氨酶和肌酸激酶，如血脂达到目标值，并且没有药物不良反应，逐渐改为每 6 ~ 12 个月复查 1 次；如血脂没有达标，并且没有药物不良反应，可以每 3 个月检测 1 次；如果治疗 3 ~ 6 个月之后，血脂还没有达到目标值，就需要调整调脂药物剂量或种类，或者联合应用不同作用机制的调脂药物进行治疗。每当调整调脂药物种类或剂量时，都应在治疗 6 周内复查。

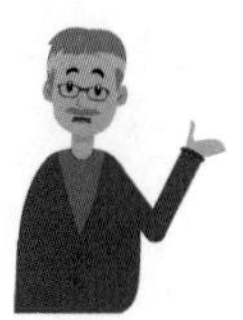

老王：我服用他汀类调脂药物后总是觉得腿不舒服，还能继续服用吗?

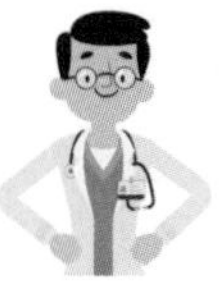

哈特博士：有些人服用了他汀类调脂药物以后可能有轻微的肌肉症状，但严重的肌肉损伤很少，真正对他汀类调脂药物不耐受是罕见的。定期随访肌酸激酶就是用来观察有无肌肉损伤。肌酸激酶不升高或者升高不到4倍，疼痛也能忍受，可以减量继续服用，定期复查。如果进一步升高，需要停用一段时间，等肌酸激酶正常了，换一种他汀类调脂药使用。

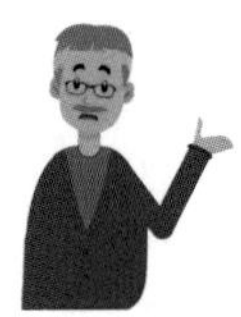

老王：还有一次随访发现肝功能也有点问题，为什么医生也是让我继续服用。

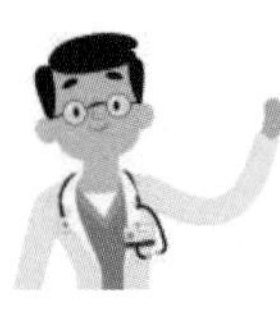

哈特博士：他汀类调脂药引起转氨酶升高的比例不超过0.5%，而且停药后都能恢复正常。如果转氨酶升高不超过正常上限的3倍，是可以在监测情况下继续服用的。

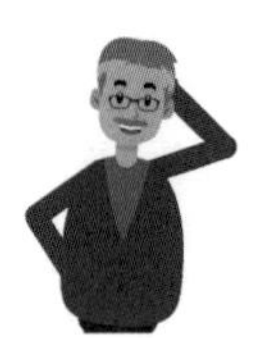

老王：我最近觉得记忆力好像有点下降，是不是他汀类调脂药引起的？

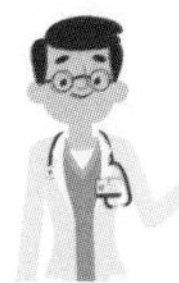

哈特博士：目前的研究认为，认知受损和他汀类调脂药无显著相关性，而且动脉粥样硬化性疾病、糖尿病本身就有导致痴呆的风险，服用他汀类调脂药还能减缓痴呆发生。

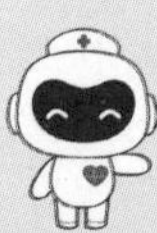

东方宝宝：常规剂量的他汀类调脂药很少出现不良反应，在没有禁忌证的情况下，需要坚持服用。血脂异常会引起心脑血管病等严重并发症，因此，控制好血脂，就能有效减少心脑血管并发症，做到“不伤心、不伤脑”。

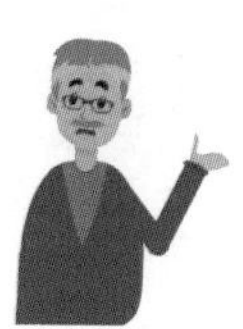

老王：上次医生说要经常复查血，除了检查肝功能，还有什么其他要检查的指标？

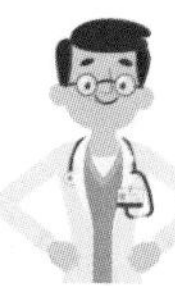

哈特博士：低密度脂蛋白胆固醇（LDL-C）是非常重要的指标，要根据病情及血脂水平来决定治疗的目标值。

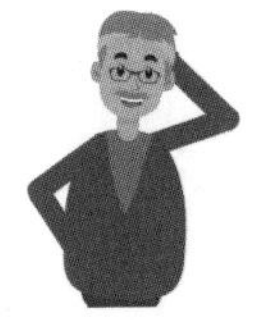

老王：为什么要检查低密度脂蛋白胆固醇？

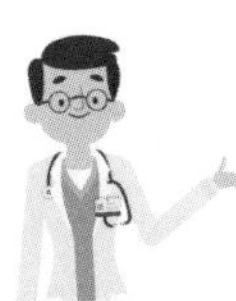

哈特博士：低密度脂蛋白胆固醇增高是动脉粥样硬化发生、发展的主要危险因素，并且它的升高程度与动脉粥样硬化的发病和严重程度呈正比关系，所以作为心血管病患者脂蛋白代谢的监测指标。降低低密度脂蛋白胆固醇水平，可以减少血脂异常的患者动脉粥样硬化性心血管病的发病率及病死率。

老王：那既然降低低密度脂蛋白胆固醇这么重要，我应该把它控制在什么水平，有没有什么目标值？

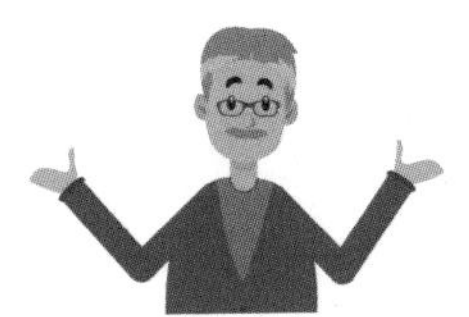

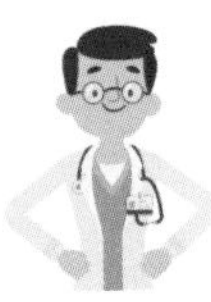

哈特博士：不同人群目标值不同。极高危患者，低密度脂蛋白胆固醇要降到 1.4 mmol/L 以下，或者要比服药前水平下降 50% 以上。

高危患者要降到 1.8 mmol/L 以下；中、低危患者要降到 2.6 mmol/L 以下；健康人群，低密度脂蛋白胆固醇在 3.4 mmol/L 以下就可以了。心血管专科医生会帮助患者进行危险度的分类。

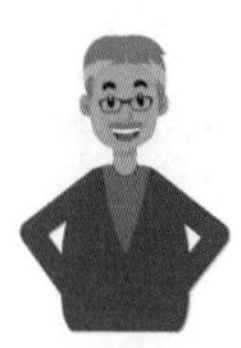

老王：我现在低密度脂蛋白胆固醇已经降到 1.4 mmol/L 以下了，他汀类调脂药可以少服或不服了吗？

哈特博士：低密度脂蛋白胆固醇水平达标后，对于高危人群，担心停用他汀类调脂药可能会使低密度脂蛋白胆固醇回升，所以要继续服用他汀类调脂药物维持，使低密度脂蛋白胆固醇水平维持在 1.8 mmol/L 以下。如果患者停止服药，建议 1 ~ 3 个月检测血脂水平，防止血脂水平再次上升。

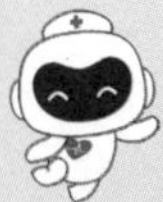

东方宝宝：不同人群有不同的血脂目标，现在还没有发现低密度脂蛋白胆固醇降低的不良后

果，低一点会更好。因此，可以放心地降低低密度脂蛋白胆固醇。

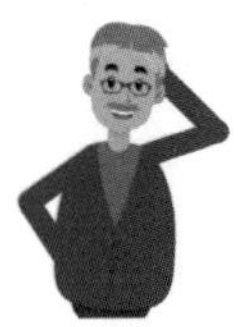

老王：我服用了几个月的他汀调脂药，低密度脂蛋白胆固醇没有降到目标值，怎么办？

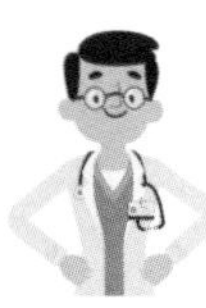

哈特博士：首先，可以考虑换一个更强效的他汀类调脂药，或者增加剂量，但考虑到大家都很担心不良反应，而且不良反应可能和剂量相关，所以通常不采用不断增加同一种药物剂量的方法。

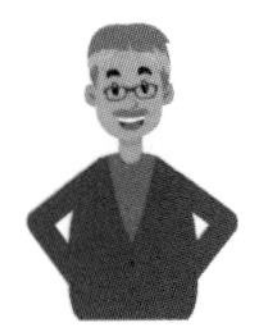

老王：那通常怎么做呢？

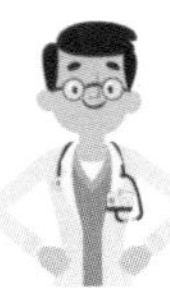

哈特博士：最常用的方法是再加上不同作用机制的药物，如依折麦布，就是前面说的胆固醇吸收抑制剂，跟他汀两种药物“强强联合”，

可使低密度脂蛋白胆固醇在他汀类调脂药治疗基础上再下降 20% ~ 25%，并且不会增加他汀类调脂药的不良反应。

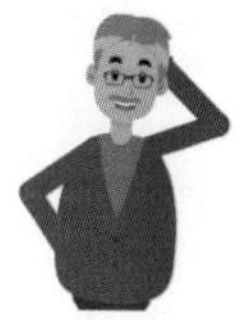

老王：如果加了依折麦布还不行呢？

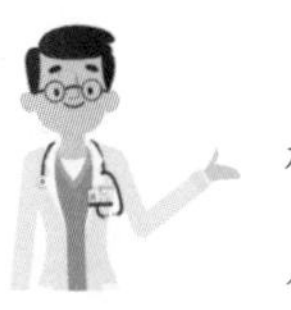

哈特博士：如果还不能达标，又有过心肌梗死，可以再联合应用 PCSK-9 抑制剂，就是皮下注射的那种。这样，可以更好地降低低密度脂蛋白胆固醇水平，同时可以降低脂蛋白 α 水平。

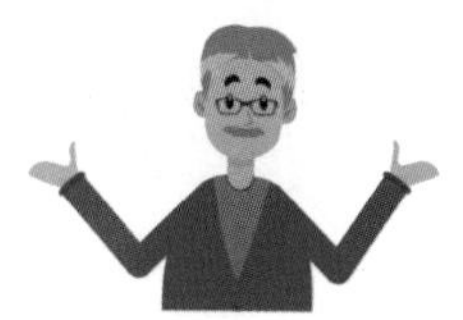

老王：我不喜欢服用很多药物，可不可以不服用调脂药，只打针呢？

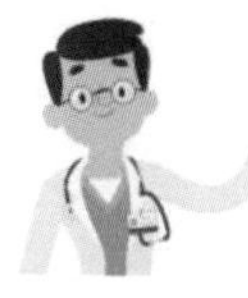

哈特博士：一般情况下建议先服用他汀类调脂药，如果实在他汀类调脂药不能耐受，打针也是可以的。

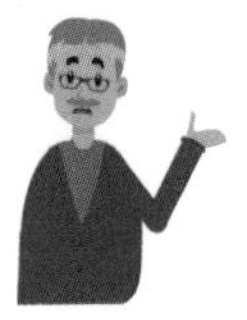

老王：我服用他汀类调脂药后低密度脂蛋白胆固醇降下来了，但甘油三酯还很高，怎么办？

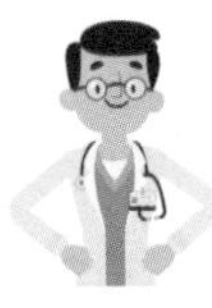

哈特博士：有两种办法：①再加用一个贝特类，可有效降低低密度脂蛋白胆固醇和甘油三酯水平，并升高高密度脂蛋白胆固醇水平，两者联合应用主要适用于混合型高脂血症的治疗。②加用ω-3多不饱和脂肪酸，也可以很好地降低甘油三酯。

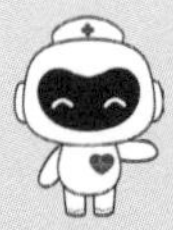

东方宝宝：在一种调脂药不能有效降低低密度脂蛋白胆固醇的情况下，选择1+1>2，“强强联合”共同对抗低密度脂蛋白胆固醇。

第三章　降压药物的合理应用

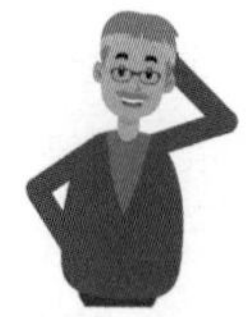

老王：目前降压药物种类较多，我应该选择哪种降压药物来控制血压呢？

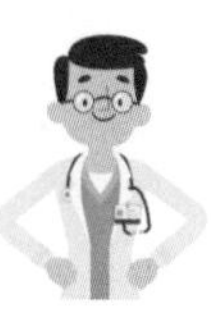

哈特博士：现在临床上普遍使用常见的主要有五大类降压药物。

（1）血管紧张素转换酶抑制剂（ACEI）：正名是“★★普利”，常用的是培哚普利、赖诺普利、依那普利等，当口服ACEI出现咳嗽等不良反应而不能耐受时。可以换成血管紧张素受体阻断剂（ARB）类降压药。

（2）血管紧张素受体阻断剂（ARB）：正名是“★★沙坦”（如常用的是氯沙坦、缬沙坦、厄贝沙坦及奥呈沙坦等）。

（3）钙离子通道阻滞剂：正名是“★★地平”，常用的是硝苯地平、氨氯地平、非洛地平及拉西地平等，此外，还有维拉帕来、地尔硫草。

（4）β受体阻滞剂：正名是“★★洛尔”，常用的是美托洛尔、比索洛尔及阿罗洛尔等。

（5）利尿剂：包括氢氯噻嗪、呋塞米（速尿）、螺内酯及吲达帕胺等。

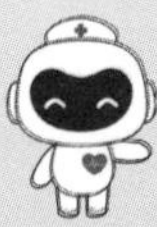

东方宝宝：除了以上5类常用降压药物外，还有几类降压药物如α受体阻滞剂、中枢性降压药物及血管扩张剂等。这几类药物只有一部分特殊人群使用，并不是普遍使用。如哌唑嗪、特拉唑嗪及可乐定等。

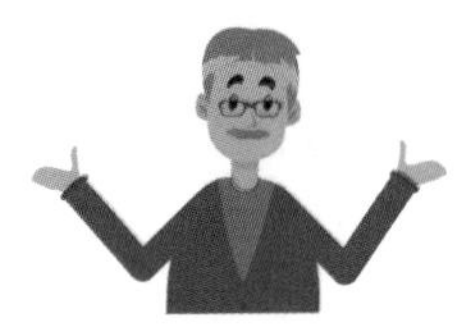

老王：今天我去医院开降压药物，为何给我2种不同类型的降压药物治疗？

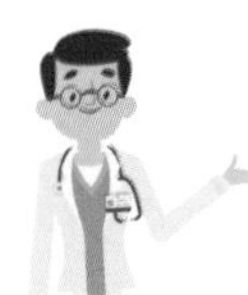

哈特博士：因为一种降压药物“势单力薄”，有的患者采用单药治疗往往达不到治疗效果，需要2种以上的降压药物联合治疗才能达标，也就是“团结就是力量”。

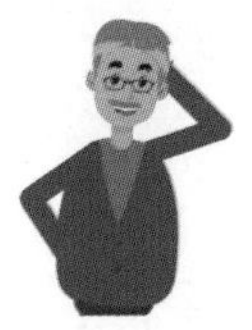

老王：原来是这样的，为何有时医生给我单片复方制剂药物治疗？

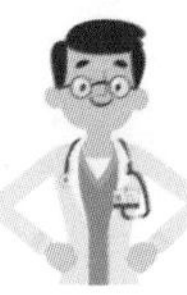

哈特博士：有的患者正好需要单片复方制剂中的两种药物进行治疗，可以通过服药一次实现两种类型药物的疗效，获得联合用药的效果。

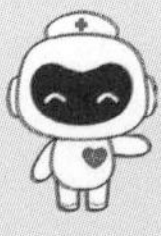

东方宝宝：治疗高血压常常需要联合用药，是个体化联合药物治疗，还是单片复方制剂治疗，需由心血管专科医生决定。

老王：我今年得了高血压病，现在好多人见面就说不能吃药，说一旦吃上就要终身服用。

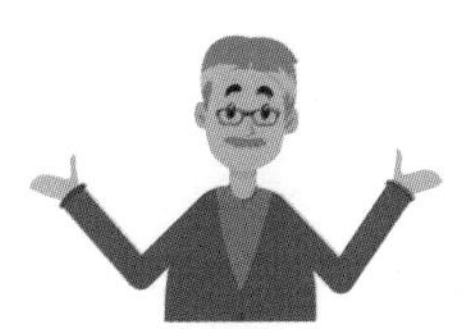

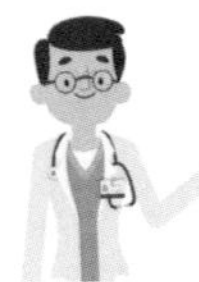

哈特博士： 首先，根据患者血压的级别及危险度来判定是否需要药物治疗，即使高血压刚被发现，而且程度不高或者风险度很低，通过非药物治疗效果控制不好，也应该进行降压药物治疗。降压药物应该坚持长期服用，不能血压降到正常自行停药，同时进行非药物治疗管理。

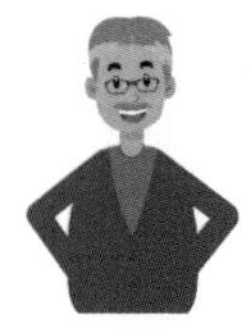

老王： 有的高血压患者不吃药现在血压也好了！

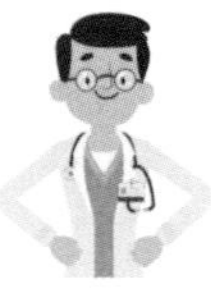

哈特博士： 极少数血压级别及危险度很低的患者，通过非药物治疗（低盐饮食、有氧运动及戒烟限酒等）并且长期坚持，血压维持正常，也可以达到不服药物控制血压，但是大部分高血压患者还是需要终身降压药物治疗的。

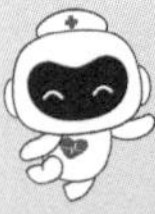

东方宝宝： 高血压的危害是累积的、长期的过程，减少高血压的心、脑、肾、外周血管的损伤，应该早期治疗、达到目标并长期坚持。

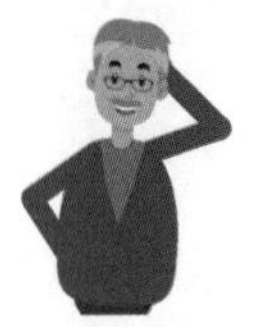

老王：我现在的降压药物和别人的不一样,这是为什么?

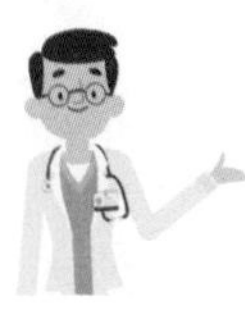

哈特博士：每个患者对不同类型降压药物的治疗反应是不同的，医生往往根据高血压的个体制订药物类型及剂量。一旦血压达标而且不良反应最小，就可以长期口服。

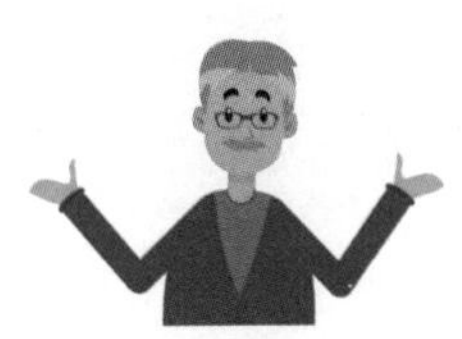

老王：我的血压到冬天就升高明显，是否发生药物耐药了呢?

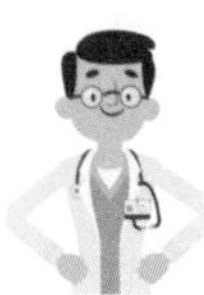

哈特博士：即使一直口服降压药物，如果血压出现波动再次升高，可能因为患者受到环境、生活习惯，以及其他危险因素增加等原因导致，而不是发生了药物耐药。应及时去医院听从医生指导用药，不能自己随意更换药物。

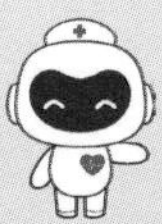

东方宝宝：高血压患者遇到血压波动，请及时去医院就诊，听从医生指导，不要随意更换药物，以免血压波动较大，反而对自己身体不利。

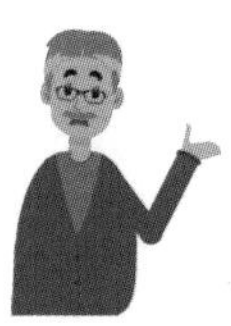

老王：我们院里有位大爷今年都80岁了，也有高血压，听说有时血压降到140/90毫米汞柱，就会感觉头晕、乏力，这该怎么办？

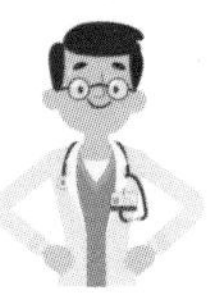

哈特博士：“高血压指南指导下个体化治疗”是我们治疗高血压病应该遵循的原则，每个人高血压的程度及风险度是不同的，不同疾病合并高血压降压目标也是不同的，对于部分高龄患者（年龄65岁以上）血压控制在150/90毫米汞柱以下是可以接受的。

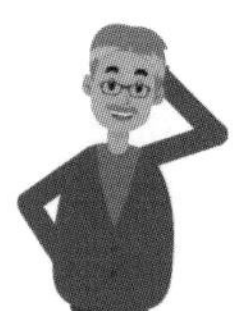

老王：那他年轻的时候，为何一直说降得越低越好？

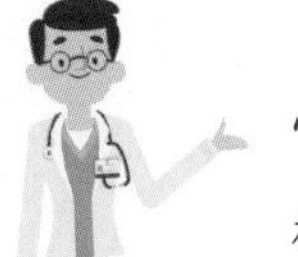

哈特博士：对于大部分患者，如果不合并心、脑、肾及外周血管等严重疾病，血压的达标目标是140/90毫米汞柱。如果合并有糖尿病、肾病及心力衰竭等疾病，降压目标是130/80毫米汞柱。

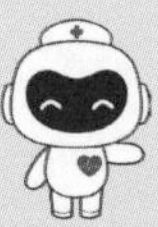

东方宝宝：以上是一般人群的降压目标数值，当然，随着指南的更新建议有些特殊类型的患者，高血压的降压目标在力所能及的情况下，比正常血压目标值低一些为好。

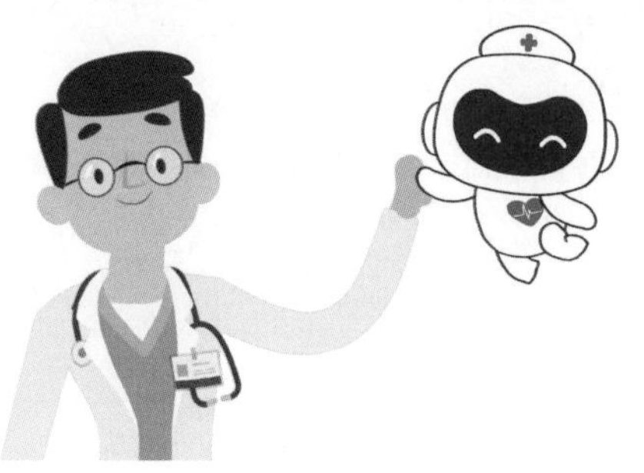

让我们一起帮助更多的人！

图书在版编目(CIP)数据

健康心动　你问我答/钱菊英主编. —上海：复旦大学出版社，2020. 9
ISBN 978-7-309-15286-9

Ⅰ. ①健…　Ⅱ. ①钱…　Ⅲ. ①常见病-问题解答　Ⅳ. ①R4-44

中国版本图书馆 CIP 数据核字(2020)第 159242 号

健康心动　你问我答
钱菊英　主编
责任编辑/王　瀛

复旦大学出版社有限公司出版发行
上海市国权路 579 号　邮编：200433
网址：fupnet@fudanpress.com　http://www.fudanpress.com
门市零售：86-21-65102580　团体订购：86-21-65104505
外埠邮购：86-21-65642846　出版部电话：86-21-65642845
上海丽佳制版印刷有限公司

开本 890×1240　1/32　印张 5.75　字数 114 千
2020 年 9 月第 1 版第 1 次印刷
印数 1—11 000

ISBN 978-7-309-15286-9/R·1835
定价：50.00 元